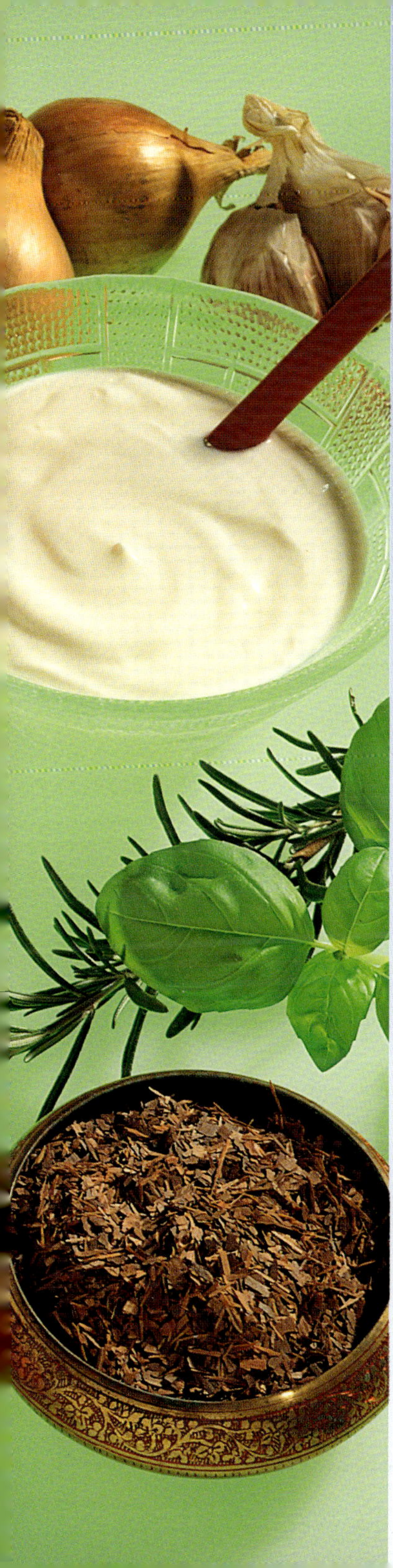

Hilfe aus der Natur

In den vergangenen Jahren hat die Zahl der Hefepilzerkrankungen erheblich zugenommen. Am häufigsten sind die durch Candida hervorgerufenen. Die Diagnose zu stellen, ist aufgrund des vielfältigen Krankheitsbildes schwierig. In diesem Buch beschreibe ich die Anzeichen, an denen Sie als Laie erkennen, ob Ihre Beschwerden vielleicht in einer Hefepilzinfektion begründet sind. Ich habe versucht – wie ich es täglich in meiner Praxis tue – schulmedizinische Kenntnisse und naturheilärztliche Erfahrungen zu verbinden.

Um eine Hefepilzinfektion loszuwerden, müssen Arzt, Zahnarzt, Patient und möglichst die ganze Familie zusammenarbeiten. Dann haben Hefepilze keine Chance!

Dr. med. Eva-Maria Kraske

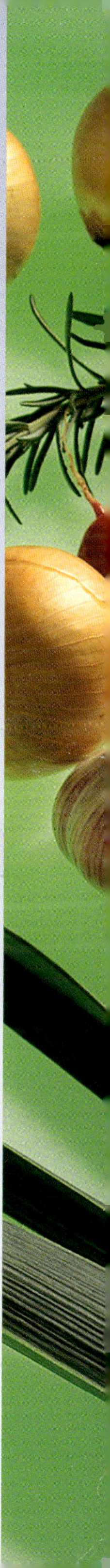

INHALT

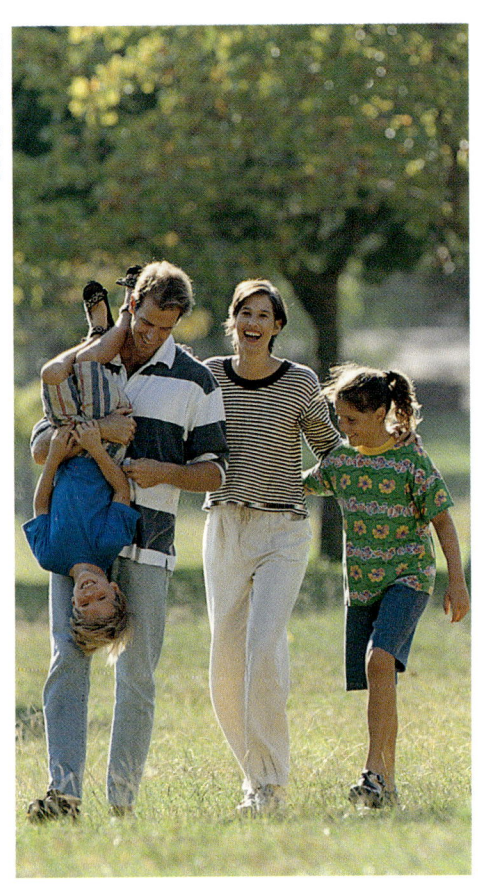

Die Diagnose	28
Hefepilze müssen gezielt gesucht werden	29
Symptome, bei denen Sie Verdacht schöpfen sollten	29
Die Krankengeschichte (Anamnese)	32
Liegt eine Allergie vor?	33
Untersuchungen im Labor	34
Alternative Untersuchungsmethoden	35

BEHANDLUNG

Gemeinsam behandeln 36
Das Behandlungskonzept 37
Sie brauchen einen erfahrenen
Arzt 37
Voraussetzungen für den
Behandlungserfolg 38
Besondere Schwierigkeiten bei
Kindern 39
Ganzheitlich gegen Hefepilze 41
Immer nötig: Medikamente 44
Die Anti-Pilz-Diät 47
Die Basis der Diät: Eine vollwertige
Ernährung 47
Die »goldenen Regeln« der
Anti-Pilz-Diät 48
Tips nach Diät-Fehlern 52

INFORMATION

Krank durch Hefepilze 4
Hefepilze – Nutzen und Schaden 5
So schützt sich unser Körper 6
Wenn die Abwehr geschwächt ist 7
Welche Umstände führen zu
Hefepilzerkrankungen? 9
Möglichkeiten der Ansteckung mit
Hefepilzen 17
Beschwerden, Symptome: So äußert
sich die Krankheit 20
Beschwerden bei Kindern 23
Beschwerden bei Erwachsenen 24

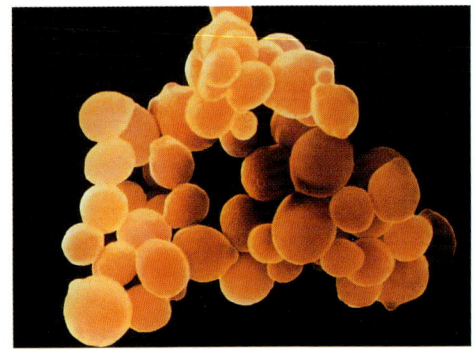

INHALT

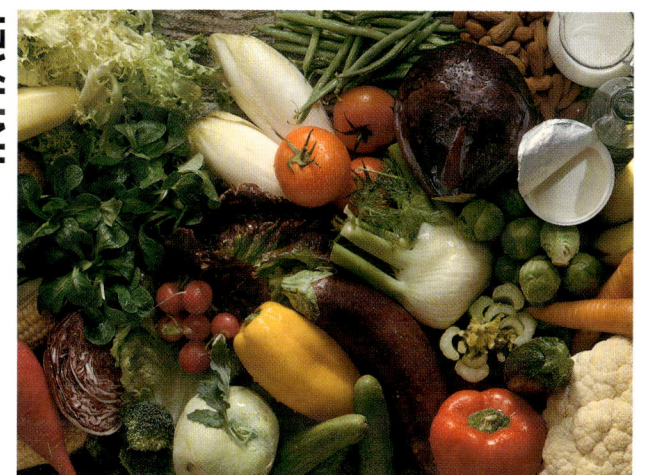

Unterstützung der Diät durch
Trennkost 55
Die Nahrungsmittel-Gruppen............56
Die Heilung unterstützende
Maßnahmen 58
Wiederaufbau der Darmflora 58
Ausgleich des Mineralstoff- und
Vitaminhaushaltes............................59
Anregung des Abwehrsystems...........60
Entgiftung des Körpers 61
War die Behandlung erfolgreich?.......64
Die Kontrolluntersuchung 64
Häufig gestellte Fragen 66

Vorbeugung 72
Tips für eine gesunde
Lebensführung 73
Die richtige Ernährung 73
So sollte Ihre Ernährung aussehen ...73
Den Säure-Basen-Haushalt im
Gleichgewicht halten........................75
Was tun bei Übersäuerung? 77
Die Ernährung umstellen 78
Gelassen bleiben 78
Bewegung nicht vergessen................78
Allergenfreie Kost 79
Die tägliche Hygiene........................80

Körperpflege 80
Monatshygiene 81
Vaginalhygiene.............81
Brusthygiene beim
Stillen 81
Babypflege 82
Zahnpflege 82
Haarpflege...................83
Hygiene in Bad,
Dusche und Toilette.....83
Wäschepflege 84
Die Sauerstoff-
therapie.......................84
Naturgemäße Behand-
lung leichter
Erkrankungen..............85
Pflanzliche Mittel zur
Infektabwehr.....................................86
Verlieren Sie nicht den Mut!..............88

INFORMATION

Zum Nachschlagen 89
Bitte um Mithilfe 89
Adressen, die weiterhelfen 90
Bücher, die weiterhelfen....................92
Sachregister......................................94

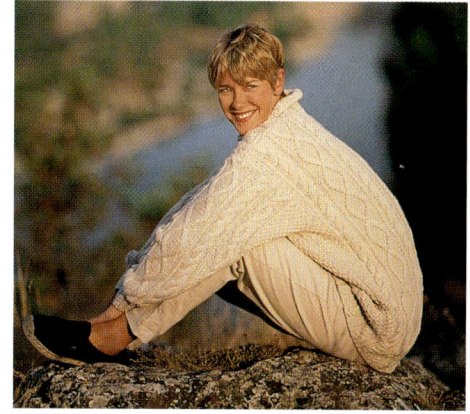

Krank durch Hefepilze

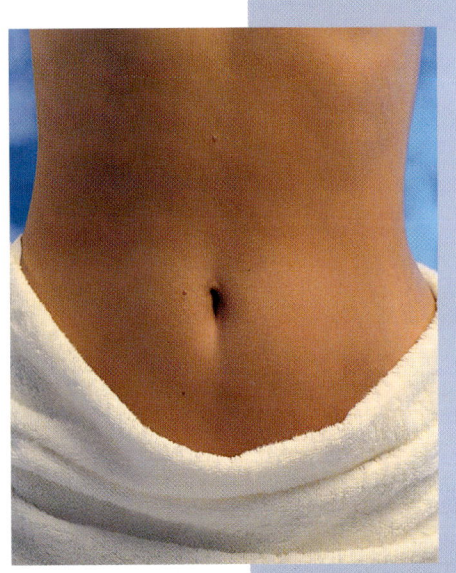

Beim Brotbacken werden Hefepilze verwendet, die hilfreich sind. In unserem Körper aber können krankmachende Hefepilze einigen Schaden anrichten.
Eine Hefepilzerkrankung hängt in der Regel zusammen mit anderen Störungen des Organismus. Krankheiten oder ein geschwächtes Immunsystem, auch Überforderung, falsche Ernährung oder Nebenwirkungen von Medikamenten bereiten ihr den Weg. Woher eine Hefepilzinfektion kommen kann, und wie man die Erkrankung erkennt, wird in diesem Kapitel erklärt.

Hefepilze – Nutzen und Schaden

Seit Tausenden von Jahren macht der Mensch sich Hefepilze zunutze. Mit ihnen backt er Brot, braut Bier und keltert Wein. Zum Würzen und für die Herstellung von Kefir sind sie dem Menschen ebenso dienlich. Auch in unserem Körper leben Hefepilze, die uns nützen. Im Darm sind sie unter anderem an der Vitaminproduktion durch die Darmflora beteiligt (Seite 7). Fast 400 Bakterienarten leben auf der Darmschleimhaut, wehren Krankheitserreger ab und helfen dem Körper bei der Aufbereitung der Nahrung. Leider können Hefepilze uns auch schaden. Wenn ein Hefepilz, der in unserem Organismus sein kann, sich am oder im Körper übermäßig vermehrt, kann er uns krank machen. Man nennt ihn dann pathogen. Der häufigste dieser Hefepilze ist Candida albicans; er setzt sich auf Haut und Schleimhäuten fest und schädigt letztlich das Immunsystem.

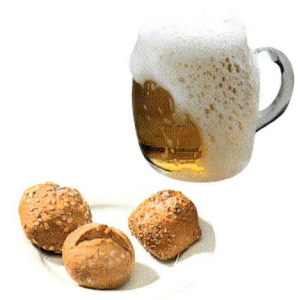

Sie nützen uns: die Hefepilze in Bier und Brot.

Wie leben Hefepilze?

Hefepilze sind winzige Einzeller, die sich vor allem von Zucker und anderen Kohlenhydraten ernähren. Kohlenhydrate sind für uns lebensnotwendige Nährstoffe, die beispielsweise sowohl in Brot, Nudeln oder Reis als auch in Obst enthalten sind – also in vielen Lebensmitteln, die wir täglich zu uns nehmen.
Die Stoffwechselprodukte der Hefepilze sind Fuselalkohole, Gase und Pilzgifte. Sie machen die pathogenen Hefepilze für unseren Organismus so gefährlich.
Hefepilze vermehren sich meist durch Zellsprossung. Aus den Sprossen bilden sich lange Zellketten, mit denen der Hefepilz sich dort festhält, wo er ausreichend Nahrung findet. Sind die Lebensbedingungen dagegen schlecht, schränken die Hefepilze ihren Stoffwechsel und damit auch ihr Wachstum ein.

Hefepilze vermehren sich bei gutem Nahrungsangebot

Wo siedeln Hefepilze?

Die winzigen Pilze sind auch außerhalb unseres Körpers zu finden. Besonders üppig gedeihen sie in warmer und feuchter Umgebung. Feuchte Spültücher, Waschlappen und Handtücher, Schwämme, Zahn- und Nagelbürsten, sogar Kinderspielzeug und Schnuller,

Eine feuchte und warme Umgebung ist bevorzugter Siedlungsort von Hefepilzen

Alle Bade-Utensilien regelmäßig gründlich reinigen wenn sie nicht ständig gründlich gereinigt und getrocknet werden, sind ideale Nistplätze. Bei Kontakt mit von Pilzen befallenen Dingen können die Keime auf den Menschen übergehen.

So schützt sich unser Körper

Eine Pilzinvasion brauchen wir nicht zu befürchten, solange wir gesund sind und unsere Abwehr reibungslos funktioniert. Es gibt drei Schutzmechanismen:

Säureschutzmantel der Haut
Die Haut wehrt Krankheitserreger mit Hilfe ihres Säureschutzmantels ab. Er besteht aus Absonderungen der Hautdrüsen, vor allem Schweiß, und wasserlöslichen Stoffen der obersten Hornschicht. Hefepilze können einen intakten Säureschutzmantel nicht durchdringen.

Bakterienflora und Schleimhäute
Das Immunsystem ist die natürliche Abwehr gegen Eindringlinge
Die Schleimhäute im Mund- und Rachenraum, im Darm sowie in den Geschlechtsorganen bilden mit den auf ihnen siedelnden Bakterien eine Abwehrfront, an der Hefepilze und andere Krankheitserreger abprallen.

Das sollten Sie wissen
Die Darmflora entwickelt sich in den ersten Lebenswochen. Während der Geburt nimmt das Kind aus dem Geburtskanal Bakterien auf, die sich in seinem Darm vermehren. Unterstützt wird diese Entwicklung durch die Muttermilch.
Kinder, die mit Kaiserschnitt auf die Welt kommen, müssen die zur Abwehr notwendigen Bakterien aus der Umgebung aufnehmen. Deshalb dauert es bei ihnen länger, bis sich genügend Helfer in ihrem Darm angesiedelt haben. Somit sind sie besonders gefährdet, sich mit Hefepilzen oder anderen Krankheitserregern zu infizieren.

Das Immunsystem
Haben Hefepilze einen der Schutzschilde durchdrungen, greift ein weiterer sehr starker Abwehrmechanismus ein: das Immunsystem. Es funktioniert als Wachtruppe, die Gefahren erkennt und zu beseitigen versucht.
Wenn Hefepilze in den Körper eindringen, werden sofort Abwehrzellen an den Ort des Geschehens geschickt, wo sie die Fremdstoffe zerstören oder abkapseln und auf diese Weise unschädlich machen.

Wenn die Abwehr geschwächt ist

Warum sind Haut, Schleimhäute und Immunsystem manchmal nicht in der Lage, die Eindringlinge aufzuhalten?

Der Säureschutzmantel: durchlässig geworden

Bei ständig feuchter Haut, zum Beispiel bei schwitzenden Füßen zwischen den Zehen, kann der Säureschutzmantel seine Abwehrfunktion nicht mehr erfüllen. Hefepilze haben dann leichtes Spiel.

Auch nach dem Waschen: Füße gut abtrocknen!

Die Bakterienflora: geschwächt

In der Scheide wird die Bakterienflora beispielsweise durch die Einnahme der Pille beeinflußt: Die Hormone verändern den Säuregrad, wodurch sich die schützenden Milchsäurebakterien nicht mehr ausreichend vermehren. Ihr Schutz reicht schließlich nicht mehr aus, um Hefepilze abzuwehren.

Einer der häufigsten Gründe dafür, daß unser Körper sich nicht mehr gegen eine Invasion von Hefepilzen wehren kann, ist eine langanhaltende oder eine wiederholte Einnahme von Antibiotika. Der Sinn der Behandlung mit einem Antibiotikum ist, krankmachende Bakterien abzutöten. Dabei werden aber auch die Darmbakterien geschädigt (Seite 5), die Abwehr der Hefepilze durch die Darmflora funktioniert nur noch schlecht.

Antibiotika schwächen die Abwehr gegen Hefepilze

Auch die Magensäure hat Einfluß darauf, ob Hefepilze sich im Darm ansiedeln können: Ihre Menge bestimmt den Säuregehalt des Darminhalts. Schon kleine Schwankungen beeinträchtigen die Bakterienflora. Hefepilze aber sind relativ unempfindlich gegen Säureschwankungen und breiten sich sofort aus, sobald die nützlichen Bakterien geschwächt sind.

Das Immunsystem: ohne Schutztruppe

Das Abwehrsystem spielt bei **Mykosen** eine besondere Rolle: Wenn es geschwächt ist, produziert es keine Abwehrzellen gegen Hefepilze. Die Pilze vermehren sich ungehindert, beginnen, im Körper zu wandern, und können alle Organe befallen, zum Beispiel Herz, Augen oder Gehirn. Man spricht dann von einer

Mykosen: Durch Pilze im Körper oder auf der Haut hervorgerufene Krankheiten

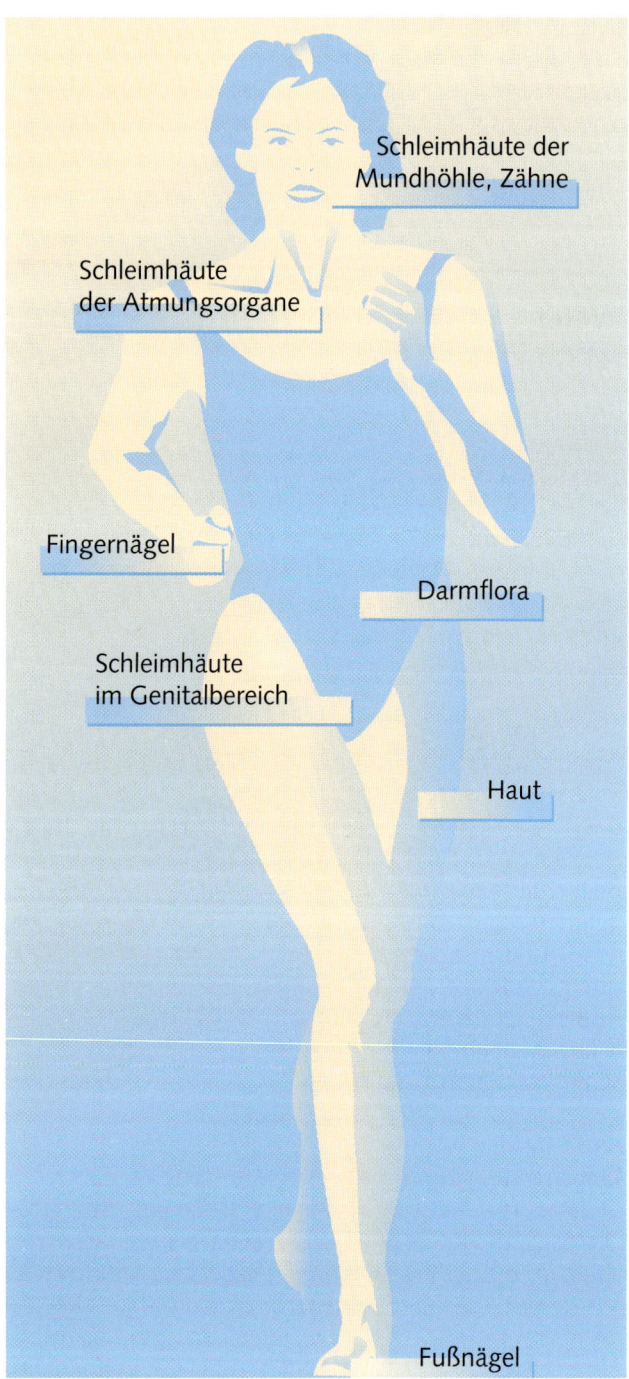

Diese Bereiche des Körpers sind die von Hefepilzen bevorzugten Siedlungsorte: die Schleimhäute der Mundhöhle, die Zähne, die Schleimhäute, die unsere Atmungsorgane, den Darm und den Genitalbereich auskleiden, die Finger- und Fußnägel sowie die Haut.

Organmykose, die allerdings selten vorkommt. Auch ein hochaktives Immunsystem kann zur Ansiedlung von Hefepilzen beitragen: Bei vielen Menschen reagiert es bei Berührung mit bestimmten Stoffen überschießend, allergisch (Seite 33). Durch die anhaltende Belastung wird der Organismus geschwächt, Hefepilze können leichter angreifen.

Welche Umstände führen zu Hefepilzerkrankungen?

Grundsätzlich gilt: Einem gesunden Menschen können Hefepilze wenig antun. Nur der geschwächte Körper kann sich nicht gegen krankmachende (pathogene) Hefepilze wehren – welche Gründe auch immer zu dieser Schwächung geführt haben.

Lebensweise

Mit der Art, wie wir unseren Alltag verbringen, wie wir unsere Zeit einteilen – und auch Rücksicht auf die Bedürfnisse unseres Körpers nehmen, können wir entscheidend auf die Gesundheit unserer Abwehrsysteme Einfluß nehmen. Unruhe, Streß und Überanstrengung belasten den Organismus und gehen meist mit schlechter Ernährung einher.

Zeitdruck
Vielleicht fühlen Sie sich als »moderne Frau von heute«, die verpflichtet ist, Ihren vielfältigen Belastungen als berufstätige Ehefrau, Hausfrau und Mutter jederzeit perfekt nachzukommen. Sie versuchen, allein die Verantwortung zu tragen für alles, was mit Haus und Familie zu tun hat. Nur mit Einsparungen am – vermeintlich – überflüssigen Zeitaufwand bei der

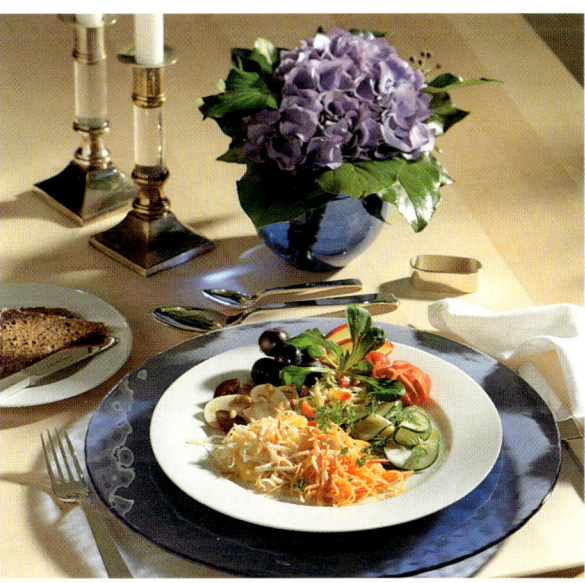

Auch wenn Sie nur für sich allein kochen: Decken Sie den Tisch so hübsch, als kämen Gäste zu Besuch.

Zubereitung des Essens kommen Sie einigermaßen über die Runden.
Sie nehmen die Pille, denn auch für die Familienplanung sind Sie allein zuständig. Oft wird selbst die Freizeit organisiert. Wenn pausenloser Aktionismus manchmal dazu führt, daß sie nicht mehr wissen, was sie zwei Tage zuvor gemacht haben, nehmen Sie sich nicht genügend Zeit, Ihr Leben bewußt wahrzunehmen. Ein solcher Zustand belastet den gesamten Organismus.

Versuchen Sie nicht, perfekt zu sein – es reicht, wenn Sie gut sind

Umgang mit Erkrankungen

Unpäßlichkeiten oder gar Krankheiten dürfen in einem solcherart durchorganisierten Alltag nicht vorkommen. Eine Ruhepause, ein Tee, ein Wickel sind nicht eingeplant. Der Verzicht auf Süßes und Nikotin, regelmäßige ausgewogene Ernährung könnten in vielen Fällen den geplagten Körper wieder in Ordnung bringen. Das aber kostet Zeit – die vermeintlich nicht zur Verfügung steht. Der Griff zu starken, schnell wirkenden Medikamenten lockt, um in kurzer Frist wieder einsatzbereit zu sein. Die Gedanken an die Nebenwirkungen werden dem Zeitgewinn geopfert. Dabei könnte mit etwas Umdenken dem Körper viel Mühe beim Abbau der chemischen Substanzen erspart werden - indem er nämlich durch natürliche Mittel angeregt wird, sich selbst zu heilen (Seite 85).

Nehmen Sie sich Zeit zum Gesundwerden

Ernährungsweise

Vielleicht ertappen Sie sich auch manchmal dabei, daß Sie Ihre Ernährung schon von Tagesbeginn durch die Hetze des Alltags bestimmen lassen:
Die erste Zigarette rauchen Sie gleich nach dem Aufwachen, in der Hoffnung, sich damit die Anspannung zu erleichtern. Für die Körperpflege und das Frühstück bleibt nicht viel Zeit, denn Ihr mit Arbeit überhäufter Schreibtisch wartet. Auch das Mittagessen fällt den äußeren Zwängen zum Opfer, womöglich gönnen Sie sich gerade ein paar Bissen am Imbißstand; Kaffee und Nikotin vertreiben den Hunger. Am Abend sind Sie so erschöpft, daß Sie nur noch in den Fernsehsessel fallen und Ihren aufkommenden Hunger mit Chips, Erdnüssen, Schoko-Snacks oder anderen

Und wie läuft es in Ihrem Alltag? Ähnlich? Dann sollten Sie etwas ändern.

Kleinigkeiten stillen. Eine solche Ernährungsweise stellt dem Körper nicht das zur Verfügung, was er braucht, um seine vielfältigen Aufgaben und Funktionen gut zu erfüllen.

Ernährung der Kinder
Unter all der Hetze, die die Eltern schon belastet, leiden auch die Kinder. Um unangenehmen Machtkämpfen aus dem Weg zu gehen, geben wir allzu leicht nach, wenn Spaghetti und Ketchup oder Schokoladenpudding mit Begeisterung verzehrt werden und bestehen nicht auf den gesünderen Gemüseeintopf oder frische Salate. Wenn Sie es schaffen, sich dennoch durchzusetzen, wird womöglich alle Anstrengung, die Kinder gesund zu ernähren, zunichte gemacht durch Omas oder Tanten (natürlich nicht alle!), die ihnen immer wieder Süßigkeiten zustecken.

Kinder zu einer gesunden Lebensweise zu erziehen, ist anfangs nicht leicht – liebevolle Konsequenz führt zum Ziel.

Einfluß von Streß auf die Verdauung
Ein einladend gedeckter Tisch mit appetitlich zubereiteten Speisen, Sie haben Ruhe und freuen sich auf die Mahlzeit - schon das genügt, um den Speichel in Ihrem Mund zum Fließen zu bringen. Diese Vorbereitung ist für ihre Verdauung wichtig, denn beim Kauen muß die Nahrung kräftig mit Speichel vermischt werden. Er ist nicht nur eine Rutschhilfe in der Speiseröhre, sondern ein regelrechter Verdauungssaft. Der Speichel hilft dabei, die Kohlenhydrate aus der Nahrung zu zerkleinern und für die Aufnahme in den Körper vorzubereiten. Wenn Sie aber Ihr Essen hastig hinunterschlingen, ist es zu wenig mit diesem Verdauungssaft durchmischt. Die Folge können Verdauungsstörungen sein.
Wenn Sie die Nahrung noch mit einer großen Menge Flüssigkeit hinunterspülen, behindern Sie den Speichel bei seiner wichtigen Funktion und verdünnen zudem den Nahrungsbrei derart, daß die Verdauungssäfte im Magen nicht ausreichend arbeiten können.

Hastiges Essen und das Hinunterspülen des Essens führen zu Verdauungsstörungen.

Künstliche Veränderungen der Nahrungsmittel
Die Lebensmittel der heutigen Zeit sind leider in vielen Fällen eher schädlich als gesundheitsfördernd. Äpfel mit glanzfördernden Wachsschichten, Joghurtzuberei-

Kontrollieren Sie beim Kauf, ob das gewählte Lebensmittel Zusatzstoffe enthält – gekennzeichnet nach E-Nummern und auf der Packung ausgewiesen.

tungen, die wenig Joghurt enthalten, aber viel Zucker, Farb- und Aromastoffe. Die stark mit Konservierungsmitteln angereicherten Fertiggerichte sind zur Gewohnheit geworden.

Diese unnatürlichen Substanzen belasten unseren Körper, sie verändern unser Darmmilieu. Die Konservierungsmittel gehen nicht nur gegen unerwünschte Bakterien in Lebensmitteln vor, sondern auch gegen die guten Bakterien der für die Verdauung wichtigen Darmflora.

Körperhygiene
Zu häufiges Baden oder Duschen zerstört den Säureschutzmantel der Haut, Hefepilze können nicht mehr abgewehrt werden.
Sind Zähne ungenügend gepflegt, können sich unerwünschte Keime, genährt durch Nahrungsreste in den Zahnzwischenräumen, stark vermehren. Auch Füllungen und Prothesen sind bei mangelhafter Reinigung gute Nistplätze für Hefepilze.

Einflüsse des Zigarettenrauchs
Nikotin verschlechtert die Durchblutung. Im Mund wird dadurch die Entstehung von entzündeten Zahntaschen und Parodontose gefördert, Magen und Darm können nur unzureichend arbeiten. Zusätzlich schädigen die Giftstoffe im Zigarettenrauch die Mund- und Darmflora ganz erheblich – auch das erleichtert den Hefepilzen die Ansiedlung im Verdauungstrakt.

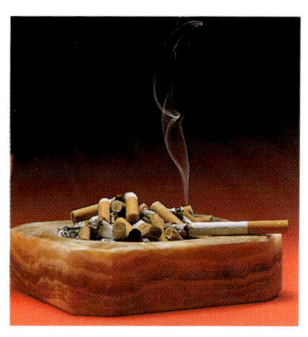

Vom Raucher zum Nichtraucher: Volkshochschulen bieten Kurse an – nutzen Sie dieses Angebot.

Schwierige Lebenssituationen
Seelische Notsituationen wirken sich auf unser Immunsystem aus. Trennungen, Tod, schwere Krankheiten, aber auch berufliche oder soziale Notlagen überfordern den Körper mit der dauernden Anspannung. Folgen sind Schlafstörungen, Müdigkeit und Erschöpfung – und damit auch eine Schwächung des Immunsystems.
Eine häufige Reaktion ist, die Seele mit Alkohol, Zigaretten oder Süßigkeiten zu trösten oder weniger, unregelmäßig oder gar nicht mehr zu essen. Damit sind der Ansiedlung von krankmachenden Hefepilzen im Darm Tür und Tor geöffnet.

Befinden Sie sich in einer solchen Situation, dann sollten Sie auf Hygiene und eine gesunde, den Hefepilzen nicht bekömmliche Ernährung besonders sorgfältig achten (Seite 73). Auf Genußmittel sollten Sie möglichst verzichten.

Seelentröster wie Süßigkeiten und Genußgifte belasten den Körper zusätzlich.

Allergien

Eine Allergie ist eine überschießende Reaktion unseres Abwehrsystems auf eine ihm als Gefahr bereits bekannte Substanz, ein Antigen (Allergen).
Die häufigsten Allergene sind tierische oder pflanzliche Eiweißstoffe, etwa Milcheiweiß. Aber auch Metalle, zum Beispiel Nickel, können allergische Reaktionen auslösen.

Bei Allergien können Hefepilze leichter angreifen.

Betroffene können unter heftigem Niesen, Hautausschlägen, Schwellungen der Augenlider oder Atemnot leiden. Wenn ihr Körper ständig so heftig reagiert, wird der gesamte Organismus, insbesondere das Abwehrsystem, auf Dauer überfordert. Meist kennen Allergiker das Allergen, das bei ihnen heftige Reaktionen auslöst, und meiden es, wenn das möglich ist.

Beschwerden, mit denen sich eine Allergie bemerkbar machen kann.

Maskierte Allergien

Oft sind die Beschwerden weniger dramatisch, jedoch ständig vorhanden, zum Beispiel als Kopfschmerzen, allgemeiner Juckreiz, Nervosität, Konzentrationsmangel, Abgeschlagenheit oder chronische Müdigkeit; Kinder sind hierbei wahre Zappelphilippe (hyperaktiv). Dies sind »maskierte« Allergien, deren Auslöser zu finden meist erhebliche Schwierigkeiten bereitet. Wird die Ursache der Allergie aber nicht identifiziert, kann die Dauerbelastung des Abwehrsystems eine anhaltende Schwächung des Gesamtorganismus zur Folge haben. »Maskierte« Nahrungsmittelallergien rufen eine starke Veränderung der Darmflora hervor; sie werden besonders häufig bei Überempfindlichkeiten Weizen oder Milch gegenüber beobachtet.
Werden Haut oder Schleimhaut durch einen Allergieauslöser, zum Beispiel Nickel, gereizt, können sich an den entzündeten Stellen leicht Hefepilze ansiedeln.

Maskierte Allergie: Häufig bei Überempfindlichkeit gegen Weizen oder Milch

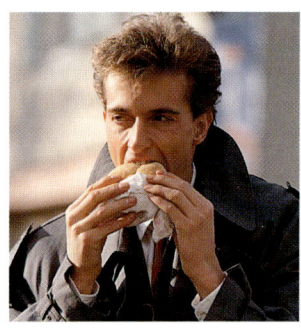

Der schnelle Happen im Stehen sollte die Ausnahme bleiben – wichtige Nährstoffe werden vom Körper nicht aufgenommen, auch die Verdauung leidet.

B l u t z u c k e r s p i e g e l: *Eine normalerweise durch die Hormone der Bauchspeicheldrüse konstant gehaltene Konzentration von Traubenzucker im Blut versorgt die Körperzellen mit Energie.*

Pseudo-Allergien
Pseudo-Allergien sind Unverträglichkeitsreaktionen auf körperfremde Substanzen wie Konservierungsmittel und Farbstoffe in Nahrungsmitteln oder Bestandteile von Arzneimitteln. Sie treten - im Gegensatz zur echten Allergie - nicht nach jedem Kontakt mit dem auslösenden Stoff auf, sondern abhängig davon, in welchem Zustand der Körper sich befindet und wieviel schädigende Substanz er aufgenommenen hat.

Krankheiten
Eine Unterversorgung mit Eisen, Magnesium oder Zink kann den Körper so schwächen, daß er einer Hefepilzbesiedlung keinen ausreichenden Schutz entgegenzusetzen hat. Jede schwere Erkrankung wie Krebs, Aids oder Hepatitis kann den Körper so erschöpfen, daß er eine Hefepilzinfektion nicht abzuwehren vermag.

Blutzuckerkrankheit
Diabetiker müssen ihren **B l u t z u c k e r s p i e g e l** mit Diät, oft auch mit Medikamenten, auf einem optimalen Stand halten – was keineswegs immer gelingt. Mit zu viel Zucker im Blut ist der Kranke besonders anfällig für eine Hefepilzbesiedlung. Mit zu wenig Zucker im Blut muß er Traubenzucker zu sich nehmen, da Unterzuckerung lebensbedrohlich sein kann. Mit dieser Notfallmaßnahme werden Hefepilze geradezu gefüttert.
Zusätzlich haben Diabetiker oft ein stark geschädigtes Zahnfleisch, das Hefepilzen ideale Angriffsflächen bietet. Die bei dieser Krankheit immer wieder auftretenden Furunkel (eitrige Geschwüre) in der Haut können ebenfalls von Hefepilzen besiedelt werden.

Verdauungskrankheiten
Patienten mit chronischen Darmerkrankungen wie Colitis, Morbus Crohn, Zöliakie und Divertikulose sind aufgrund der anhaltenden Schwächung des Darmes anfällig für eine Hefepilzbesiedlung. Bei Magen-Darm-Geschwüren ist der Schutzschild Schleimhaut ebenfalls geschädigt, so daß sich Hefepilze festsetzen können.

Sucht

Alkohol-, Drogen- und Nikotinsucht schädigen Organe und setzen die Abwehrfähigkeit des Immunsystems herab. So fördert auch eine Sucht die Ansiedlung von Hefepilzen.

Bitte beachten Sie
Es kann nicht genügen, einem Alkoholkranken das Trinken zu verbieten. Denn solange Hefepilze durch ihren Stoffwechsel (Seite 5) Alkohol im Darm produzieren, wird er seine Sucht nie besiegen können!

Seelische Störungen und Erkrankungen

Die Seele hat großen Einfluß auf das Immunsystem, ist sie krank, leidet die Körperabwehr.
Eßstörungen wie Mager- oder Eß-Brech-Sucht schädigen durch Mangelernährung und die ständige Reizung des Verdauungstraktes die Bakterienflora in Mund, Speiseröhre und Darm. So können sich Hefepilze leicht festsetzen.

Eßstörungen machen anfällig.

Arzneimittel- und Therapiefolgen

Ohne moderne Arzneimittel ist unser Leben nicht mehr vorstellbar. Doch jedes Medikament – und ebenso Bestrahlungen und Operationen – hat neben dem erwünschten Ergebnis auch unerwünschte Wirkungen.
Nach bestimmten Behandlungsformen werden vermehrt Hefepilzerkrankungen beobachtet (Seite 16).

Nutzen und Nebenwirkungen von Behandlungen abwägen.

Säurebindende Arzneien

Manche Menschen leiden unter saurem Aufstoßen und Magenschmerzen, hervorgerufen durch zu viel Magensäure.
Die hilfreichen säurebindenden Arzneimitteln können aber leicht die Säure in Magen und Darm zu stark vermindern. Folge: Die schützende Darmflora leidet und Hefepilze können sich breitmachen.

Darmbehandlungen

Abführmittel helfen kurzfristig bei Darmträgheit, Darmspülungen sind gut, um alte Verschlackungen und Hefepilznester zu beseitigen. Beide Behandlungen schädigen aber bei zu häufiger Anwendung die Darmflora und damit den natürlichen Schutz des Darmes vor Hefepilzinfektionen.

Abführmittel stören die Darmflora und machen den Darm träge.

Kortison und Immunsuppressiva

Einen tiefgreifenden Einfluß auf den Organismus hat das Kortison. Es hemmt Entzündungsvorgänge und unterdrückt die Reaktionen unseres Abwehrsystems. Daher ist es ein wichtiges, sogar lebensnotwendiges Hilfsmittel bei Allergien. Ein Übermaß an Kortison allerdings schwächt das Immunsystem.

Die größte Zerstörungskraft gegen die Körperabwehr besitzen die in der Krebs- und der Aids-Therapie eingesetzten **Immunsuppressiva**, mit denen die Vermehrung von Zellen verhindert wird. Ihr Einsatz steht bei den genannten Krankheiten sicher nicht zur Diskussion. Doch leider greifen sie auch gesunde Zellen an und schädigen so den gesamten Körper.

Immunsuppressiva: Medikamente, die Abwehrreaktionen des Organismus unterdrücken

Hefepilzbefall als mögliche Nebenwirkung

Arzneimittel	Antibiotika, Hormone, Kortison, Abführmittel, Magensäurehemmer, Immunsuppressiva, Chemotherapeutika, Arzneimittel bei Allergien, Desinfektionsmittel, antibakterielle Salben und Pasten
Therapieformen	Bestrahlungen, häufige Darmspülungen, Katheter und Sonden, Sondennahrung, Operationen an Verdauungsorganen, kohlenhydratreiche, ballaststoffarme Diätformen

Faktoren aus Umwelt und Arbeitswelt

Umweltverschmutzung belastet den menschlichen Organismus. Abgase, Lösungsmittel, Pflanzenschutzmittel fordern unser Immunsystem ebenso heraus wie radioaktive Strahlung und Elektrosmog.

Unser Immunsystem versucht, mit all diesen Schwierigkeiten fertig zu werden. Mit der Abwehr von Erregern, die es unter gesunden Bedingungen leicht bewältigt, ist es dann manchmal überfordert.

Die Gefahr vergrößert sich bei Menschen, die häufig direkten Kontakt zu »Pilzträgern« haben; dies trifft vor allem auf Heilberufe, Krankenschwestern und Pfleger, Masseure, Fußpfleger und Ärzte zu.

Durch zu viele Umweltreize ist das Immunsystem manchmal überfordert.

Möglichkeiten der Ansteckung mit Hefepilzen

Einem gesunden Organismus können, wie schon gesagt, krankmachende Hefepilze nichts anhaben. Nur wenn die Schutzmechanismen nicht intakt sind oder der Körper geschwächt ist, kommt es bei Berührung mit den Erregern zur Erkrankung.

Ansteckung in der Familie
Hefepilze sind überall. So kann es bereits im Geburtskanal zur ersten Ansteckung kommen, da während der Schwangerschaft der Säureschutz in der Scheide vermindert ist.
Eine weitere Infektionsmöglichkeit ist die Selbstansteckung: Haben sich Hefepilze im Windelbereich ausgebreitet und kratzt das Kind die juckenden Hautstellen, heften sich die Keime an die Fingerkuppen und unter die Nägel. Mit den Fingerchen werden sie in den Mund gesteckt und geraten so in den Verdauungstrakt. Nicht selten werden Hefepilze durch die ganze Familie gereicht. Der Schnuller wechselt vom Baby zum Kleinkind, der Breilöffel des Kindes wird herumgereicht, um zu demonstrieren, wie gut es schmeckt. Wer immer zuerst einen Keim im Mund hatte – auf diese Weise steckt sich die übrige Familie an.

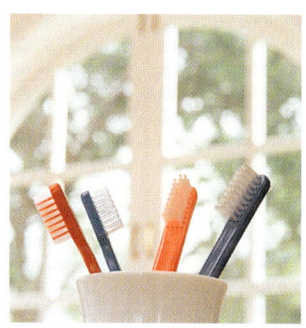

In der Familie sollte jeder seine eigene Zahnbürste und eine eigene Haarbürste haben, Hefepilze werden sonst schnell von einem zum anderen weitergegeben.

Ansteckung unter Sexualpartnern
Intensives Küssen überall am Körper kann Hefepilze über den Mund an jede erdenkliche Stelle befördern. Während sich die Keime im weiblichen Genitaltrakt durch Juckreiz frühzeitig bemerkbar machen, ist Juckreiz bei Männern oft weniger ausgeprägt. Steigt bei Männern die Besiedlung unbemerkt bis in die Prostata (Vorsteherdrüse) auf, dann befinden sich im Samenerguß Keime, die beim Geschlechtsverkehr auf die Frau übertragen werden.
Solange nur einer der Partner etwas gegen die Erkrankung tut, infiziert er sich immer wieder am nicht behandelten Partner – ein Ping-Pong-Effekt.

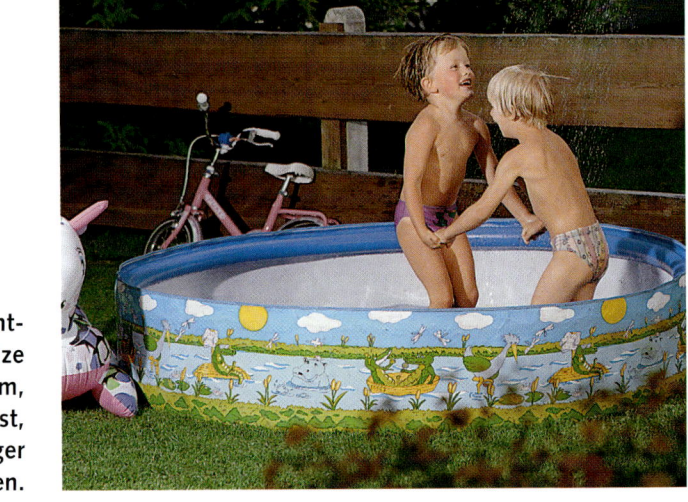

In Planschbecken entwickeln sich Hefepilze recht schnell. Vor allem, wenn es sehr warm ist, sollte das Wasser häufiger erneuert werden.

Ansteckung in Schwimmbädern

Badeanstalten sind wegen des feuchtwarmen Klimas bevorzugte Siedlungsplätze von Hefepilzen. Da durch das Chlorwasser die Haut aufgeweicht und ihr Säureschutzmantel geschädigt ist, gelangen Keime leicht auf die Füße der Schwimmbadbesucher.

Für Frauen birgt das Schwimmbadwasser eine weitere Gefahr: Die darin enthaltenen desinfizierenden Substanzen zerstören die natürliche, schützende Bakterienflora der Scheide.

Auch Planschbecken sind wegen des feucht-warmen Klimas ein Eldorado für krankmachende Hefepilze. Die Kinder wischen mit ihren Händchen über den Boden oder spielen mit ihren Füßen und stecken die Finger in den Mund, dessen Bakterienflora bei Kleinstkindern noch keinen ausreichenden Schutz bietet.

Ansteckung durch Lebensmittel

Krankmachende Hefepilze können auch über Nahrungsmittel in unseren Körper gelangen. Unter einer Folie gelagert, vermehren sich bei kohlenhydratreichen Speisen die möglicherweise auf ihnen siedelnden Hefepilze in kurzer Zeit stark.

TIP

Süße Speisen im Kühlschrank aufbewahren. Dort vermehren sich Hefepilze deutlich langsamer als bei Raumtemperatur.

Wo nisten sich Hefepilze am Körper ein?

Ort	Mögliche Siedlungspunkte
Haut	in Hautfalten, vor allem zwischen Zehen und Fingern; am Nabel; im äußeren Gehörgang; hinter den Ohrmuscheln; auf der Kopfhaut; in den Mundwinkeln; im Windelbereich; bei übermäßiger Leibesfülle mit »Fettschürzen« unter den Achseln und im Bereich der Geschlechtsorgane;
Nägel	vor allem Fußnägel;
Atmungsorgane	Nasen-Rachen-Raum; Nasennebenhöhlen; Luftwege über die Bronchien bis (eher selten) in die kleinsten Lungenbläschen;
Augen	Schleimhäute der Augen;
Zähne	zerstörter Zahnschmelz; Zahnruinen; unter Zahnprothesen und -brücken;
Mund	Zahnfleisch; Zahntaschen; Zungenrand; Mandeln;
Verdauungsorgane	Speiseröhre; Magen; Darm; Darmausgang;
Geschlechtsorgane	Scheide, Gebärmutter und Eileiter der Frau; äußere Harnröhre und Vorsteherdrüse (Prostata) des Mannes;
Harntrakt	Harnröhre; Harnblase; Harnleiter; Nieren.
	Außerdem können krankmachende Hefen aus dem Darm in die Lymph- und Blutbahn eindringen und sich im ganzen Körper verteilen, insbesondere in Gallenblase und Leber.

Besonders gefährdete Körperbereiche

Hefepilze können sich, wie gesagt, überall im Körper anheften, wo die Abwehrmechanismen nicht reibungslos arbeiten. Besonders oft leben sie an Orten, die vor Austrocknung und mechanischem Abrieb geschützt sind: Haut- und Schleimhautflächen, Mund und Darm vor allem dann, wenn viel Nahrung in Form von Kohlenhydraten und dessen Spaltprodukt Zucker zur Verfügung steht.
Der Darm bietet neben dem feuchten und warmen Milieu und der großen Menge an Nährstoffen einen

Häufig Orte der Besiedlung: Darm, Mund, Zehen, Scheide

Idealer Siedlungsort für Hefepilze: der Darm

weiteren Vorteil für Hefepilze: Seine Schleimhaut ist in unzählige Falten gelegt, in deren tiefen Einbuchtungen Hefepilze ungestört siedeln und sich vermehren können. Über Keime können sie sich im ganzen Körper verteilen, etwa aus dem Darm in die Harnröhre bis zu den Nieren wandern.

Beschwerden, Symptome: So äußert sich die Krankheit

Die Folgen einer Hefepilzbesiedlung sind individuell verschieden und von der augenblicklichen Lebenssituation ebenso abhängig wie von Arzneimitteln oder der Ernährung.

Allgemeine Beschwerden

Eine Hefepilzerkrankung hat kein klares Beschwerdebild.

Es gibt eine Vielzahl von Beschwerden, bei denen Sie an eine Hefepilzerkrankung denken sollten, auch wenn die Erscheinungen zunächst nicht auf einen solchen Infekt hinweisen.
Wenn Sie Ihr Beschwerdebild in der Aufzählung auf Seite 21 wiederfinden, sollten Sie Ihren Arzt aufsuchen und mit ihm die genaue Diagnostik und das weitere Vorgehen besprechen.

So verändern Hefepilze Haut und Schleimhäute

An Haut und Schleimhäuten führen krankmachende Hefepilze zu Entzündungen oder gar zum Untergang des Gewebes. Dies zeigt sich zum Beispiel oft als nässendes Ekzem.

Hefepilze rufen Mineralstoffmangel hervor.

Im Darm wird durch krankmachende Hefepilze die Aufnahme von Mineralstoffen aus der Nahrung in die Blutbahn gestört, so daß ein Mangel entsteht. Andererseits ist die geschädigte Darmschleimhaut durchlässiger für Stoffe, die normalerweise nicht in die Blutbahn gelangen und dort vom Immunsystem als Fremdkörper bekämpft werden. Wenn eine solche Reaktion des Immunsystems zu heftig ausfällt, zeigt sich das als Allergie.

Hinweise auf eine Infektion

Allergien	Leberbeschwerden
Aphthen (entzündliche Bläschen auf der Schleimhaut)	Magenschleimhautentzündung
Asthma bronchiale	Migräne
brüchige Nägel	Neurodermitis
chronische Müdigkeit	Scheidenausfluß
Darmerkrankungen	Schlafstörungen
Depressionen	Schuppenflechte
Durchfall	Schweißausbrüche
Gelenkschmerzen	schwere Allgemeinerkrankungen
Gesichtsblässe und Augenringe	Sexualstörungen
Haarausfall	Unterzuckerung im Blut
häufige Infektionen	Unverträglichkeit von Alkohol
Hautkrankheiten	Verstopfung
Heißhunger auf Süßes	Zahnfleischrückgang
Juckreiz	Zahnkaries
Konzentrationsmangel	zittrige Hände

Verdrängung der normalen Schleimhautbesiedlung
Das Gleichgewicht der auf allen Schleimhäuten lebenden »guten« Bakterien, die die normale Flora bilden, ist für ein intaktes Immunsystem mitverantwortlich. Störungen dieses Gleichgewichts durch Hefepilze haben also auch Schwächungen der Körperabwehr zur Folge. Außerdem werden freundliche Hefepilze, die ebenfalls zur normalen Flora gehören und für den Körper wichtige Vitamine bilden, vor allem das Vitamin B, verdrängt. So entsteht durch die pathogenen Hefepilze auch ein Vitaminmangel.

Hefepilze können Vitaminmangel hervorrufen.

Was Sie noch wissen sollten
Eine Hefepilzerkrankung im Darm kann eine weitere dramatische Auswirkung haben: Sie kann eine entzündliche Erkrankung der Haut, die Neurodermitis, verstärken.

Störung wichtiger Körperfunktionen
Wenn der Körper stark mit pathogenen Hefepilzen besiedelt ist, können Pilzgifte (Toxine), Pilzenzyme und Stoffwechselprodukte der Hefepilze wie Fuselalkohole in giftigen Konzentrationen entstehen. Gelangen diese Stoffe durch die geschädigte Schleimhaut in die Blutbahn, werden das Immun-, das Hormon- und das Nervensystem geschädigt. Die Auswirkungen reichen von chronischen Infekten, Kopfschmerzen, chronischer Müdigkeit, Depressionen bis hin zu sexueller Unlust, Nerven- und Gelenkschmerzen und Unfruchtbarkeit.

Bei den durch die Hefepilze verursachten Gärprozessen im Darm entstehen große Mengen von Gasen. Diese Gase sind für den Hefepilzträger besonders lästig, weil die dadurch hervorgerufenen Blähungen schmerzhaft sein können und beim Austritt aus dem Körper übel riechen.

Entzug von Zucker aus dem Blut
Bei gesunden Menschen ist immer eine gleichmäßige Menge Traubenzucker im Blut, der Blutzucker, über den die Körperzellen mit Energie versorgt werden. Auf einen Zuckermangel reagiert der Körper mit Händezittern, kaltem Schweiß, Konzentrationsschwäche, sogar Zusammenbruch.

Bekommen im Darm lebende pathogene Hefepilze aus dem Speisebrei nicht genügend Kohlenhydrate (Zucker und Stärke), dann sind sie imstande, Blutgefäße in der Darmschleimhaut »anzuzapfen«. Das kann zu einem allgemeinen Zuckerdefizit und damit zu den genannten Symptomen führen.

Wenn Sie ständig erkältet sind, liegt das möglicherweise an einer Hefepilzinfektion.

Infektanfälligkeit und Konzentrationsschwäche sind Hinweise auf eine Hefepilzinfektion.

Hefepilze suchen sich ihre Nahrung auch im Blut.

Beschwerden bei Kindern

Erkennen Sie bei Ihrem Kind eines oder mehrere der folgenden Symptome, sollten Sie Ihren Arzt aufsuchen, damit er die Diagnose stellen und mit Ihnen die notwendige Behandlung einleiten kann.

Juckende Haut
Am häufigsten siedeln Hefepilze bei kleinen Kindern im Windelbereich. Auf der befallenen Haut entwickeln sich rötliche, stark juckende Bläschen. Greift das Kind an die juckenden Hautpartien und steckt dann die Fingerchen in den Mund, kann hierdurch einer Weiterbesiedlung im Magen-Darm-Trakt der Weg bereitet werden.

Verfärbte Nägel
Wenn die Kinder sich an befallenen Stellen kratzen, geraten die Hefepilze unter die Fingernägel und können sich auch hier ansiedeln. Es bilden sich dann weißliche bis gelbliche Aufhellungen unter dem betroffenen Nagel, er löst sich langsam aus seinem Bett und verfärbt sich.

Mundsoor und Bauchschmerzen
Zunächst siedeln die Hefen im Mund. Wenn sich leuchtendweiße Pünktchen auf der Schleimhaut bilden, wenn an den Zungenrändern weiße Schleimhauterhebungen auffallen, dann spricht der Arzt von Mundsoor. Mit dem Speichel gelangen die Hefepilze in Magen und Darm.
Häufig entstehen Blähungen, vor allem nach dem Genuß süßer Speisen: Das Bäuchlein wölbt sich unterhalb des Nabels besonders stark hervor. Die Kinder klagen immer wieder über Bauchschmerzen. Die abgehenden Winde sind äußerst übelriechend, befreien jedoch zunächst von dem quälenden Schmerz – aber leider nur so lange, bis neues Gas in den unzähligen Windungen des Darmes eingeklemmt ist.

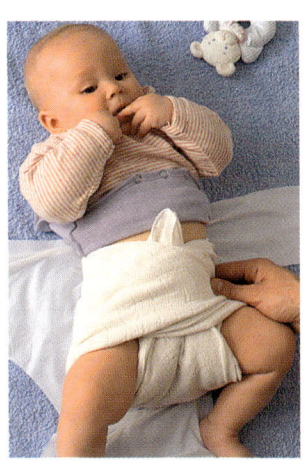

Hefepilze im Windelbereich erkennen Sie daran, daß sich rötliche, stark juckende Bläschen auf der Haut bilden.

Was Sie noch wissen sollten
Eine Hefepilzerkrankung im Darm kann eine weitere dramatische Auswirkung haben: Sie kann eine entzündliche Erkrankung der Haut, die Neurodermitis, verstärken.

Bauchschmerzen nach dem Genuß von Süßspeisen

Juckende Geschlechtsorgane

Juckreiz macht ein Kind zum Zappelphilipp und ist ein Hinweis auf Pilzbefall im Genitalbereich.

Sind kleine Kinder ausgesprochen unruhig, können überhaupt nicht still sitzen und hibbeln immer nur auf dem Stuhl herum, sollten Sie – vor allem nach einem Schwimmbadbesuch oder einer Antibiotika-Behandlung – unbedingt an eine von Juckreiz begleitete Hefepilzerkrankung im Genitalbereich denken.
Eine solche Infektion muß dringend vom Arzt behandelt werden, bevor sie sich weiter ausbreitet und gegebenenfalls auf andere Körperregionen übergeht.

Ohrenschmerzen und Halsweh

Leidet Ihr Kind unter chronischen oder immer wiederkehrenden Entzündungen der Ohren und/oder der oberen Luftwege, könnte eine Hefepilzerkrankung zugrunde liegen.

Beschwerden bei Erwachsenen

Eindeutige Symptome für eine Hefepilzerkrankung gibt es nicht.

Die Zeichen einer Hefepilzerkrankung beim Erwachsenen sind häufig sehr allgemeiner Natur, so daß sie vom Arzt ohne diagnostische Maßnahmen nur sehr schwer einer Hefepilzbesiedlung zugeordnet werden können. Sie reichen von chronischen Infekten und Kopfschmerzen über chronische Müdigkeit oder Depressionen bis hin zu Nerven- und Gelenkschmerzen. Solche »schleichenden« Symptome können allein oder in Kombination mit anderen in Erscheinung treten und dabei mehr oder weniger stark ausgeprägt sein. Andere Beschwerden dagegen können einen deutlichen Hinweis auf die Ursache der Erkrankung geben.

Schuppende Haut und Bläschen

Quälender Juckreiz steht meist im Vordergrund bei einem Hefepilzbefall. Die Hautoberfläche wirft sich weißlich auf, ist oft schuppig oder es bilden sich kleine Bläschen.

Aufgehellte Fuß- und Fingernägel

Hefepilze setzen sich unter Fuß- und Fingernägeln fest. Das führt zu weißlichen bis gelblichen Aufhellungen unter den Nägeln, die sich langsam aus ihrem Bett lösen und verfärben.

Koliken und Blähungen

Blähungen mit krampfartigen Leibschmerzen (Koliken), vor allem nach dem Genuß süßer Speisen, stehen im Vordergrund des Krankheitsbildes. Sie werden durch die Gasbildung der Hefepilze im Darm hervorgerufen.

Manchmal wird soviel Gas gebildet, daß der Leib stark gewölbt und das **Z w e r c h f e l l** nach oben gedrängt wird. Vor allem Menschen, bei denen Herz oder Lunge durch eine andere Erkrankung geschädigt sind, können dann in ihrem Befinden massiv beeinträchtigt sein.

Z w e r c h f e l l: Der für die Atmung wichtigste Muskel zwischen Brust- und Bauchhöhle

Die Folge dieser Zwerchfellwölbung sind Atemnot und stark verminderte Belastbarkeit; der Arzt nennt dieses Erscheinungsbild Roemheld-Syndrom.

Besteht eine Hefepilzbesiedlung im Darm lange Zeit, kann die chronische Reizung der Darmschleimhaut zu Durchfall führen. Andererseits stören die Pilzgifte die Tätigkeit der Darmmuskulatur, mögliche Folge ist dann eine Verstopfung. So treten Durchfälle und Verstopfung im Wechsel auf.

Eine lange Zeit unenteckte Hefepilzinfektion führt zu Durchfall und Verstopfung.

Gelangen krankmachende Hefepilze an den Darmausgang, machen sie sich dort durch heftigen Juckreiz bemerkbar. Wird die Haut am After durch Kratzen zusätzlich verletzt, kann ein schlecht heilendes, nässendes Ekzem entstehen.

Ohrenschmerzen

Werden die Hefepilze in den äußeren Gehörgang übertragen, kann der zunächst bestehende Juckreiz in heftige Schmerzen übergehen, die durch eine Entzündung hervorgerufen sind.

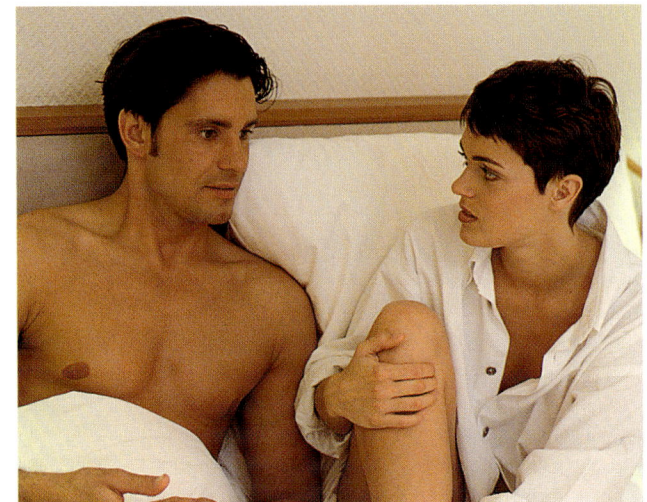

Eine Hefepilzinfektion hat weitreichende Folgen auch für eine Partnerschaft: die sexuelle Lust kann bei beiden nachlassen.

Männer haben selten Juckreiz im Genitalbereich, eine Infektion ist dann nur am Ausfluß zu erkennen.

Sexuelle Unlust
Beim Befall der weiblichen Geschlechtsorgane tritt meist weißlicher Ausfluß auf, begleitet von heftigem Juckreiz.
Beim Mann kann eine Hefepilzbesiedlung im Bereich der Genitalien zu Ausfluß und Juckreiz führen, allerdings seltener als bei der Frau.
Da die Gifte der Hefepilze die Hormonproduktion im Körper verändern können, läßt sehr häufig bei Mann und Frau die sexuelle Lust nach.
Die sexuelle Unlust eines Pilzkranken zieht oft weitere Kreise: Sie führt zu Unzufriedenheit in der Partnerschaft. Um die Seele zu trösten, essen die Betroffenen zu viel, vor allem zu viel Süßes, trinken leider oft auch zu viel Alkoholisches.
Die so verursachte massive Kohlenhydratüberlastung nährt wiederum die pathogenen Hefepilze, wodurch die Unlust erhalten bleibt; der Teufelskreis ist geschlossen. Hinzu kommt das Problem der aus den Fugen geratenen Figur.

Häufige Folge- und Begleiterkrankungen

Ein durch den Hefepilzbefall hervorgerufener Mineralstoff- und Vitaminmangel kann zu Haarausfall, zu brüchigen Nägeln, chronischen Ekzemen und zu kariösen Zähnen führen.

Die Pilzgifte (Seite 5) können Kopfschmerzen, Migräne, Gelenk-, Muskel- und Nervenschmerzen auslösen.

Durch eine allgemeine Schwächung des Abwehrsystems können Allergien, chronische Entzündungen und andere Erkrankungen Fuß fassen; bei etwa 90 Prozent der an Neurodermitis Erkrankten beispielsweise liegt eine Hefepilzerkrankung im Darm vor.

Sobald die Abwehrkräfte geschwächt sind, können Krankheiten »angreifen«.

Allerdings können wir nicht sagen, was zuerst da war – die Neurodermitis oder die Hefepilzbesiedlung.

Auch Asthma bronchiale, Schuppenflechte (Psoriasis) und Rheuma werden nach dem heutigen Stand des Wissens durch Hefepilze »getriggert«, das heißt: Der Ausbruch einer solchen Erkrankung wird zwar nicht durch Hefepilze verursacht, aber durchaus unterstützt. Eine Behandlung des Hefepilzbefalls führt in der Regel zu einer deutlichen Verbesserung des Beschwerdebildes.

Es ist also in jedem dieser Fälle ratsam, sich auf Hefepilze untersuchen zu lassen. Sprechen Sie mit Ihrem Arzt darüber. Scheuen Sie sich nicht, ihn zu fragen. Es ist sicher besser, einmal zu viel als einmal zu wenig nach diesen lästigen, krankmachenden Parasiten zu suchen!

Die Diagnose

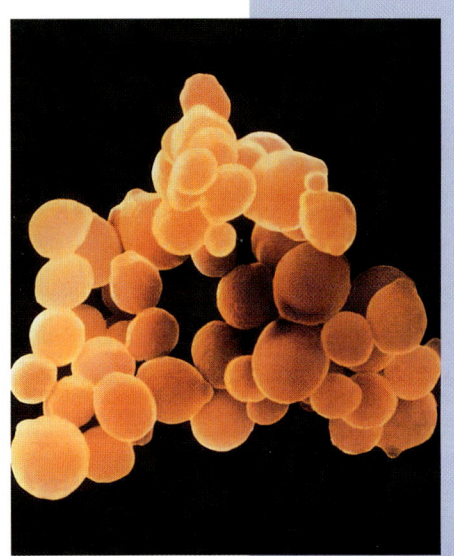

Die Hefepilzerkrankung ist ein »diagnostisches Chamäleon«, weil die Beschwerden in ihrer Art und Ausprägung von Mensch zu Mensch sehr verschieden sind. Aber es gibt genügend Methoden, das Chamäleon trotzdem zu entdecken. Die Diagnose vermag nur Ihr Arzt oder ein mit Hefepilzen erfahrener Therapeut zu stellen. Aber Sie können ihm dabei helfen, indem Sie Ihren Körper genau beobachten. In diesem Kapitel erfahren Sie, auf welche Symptome Sie achten sollten.

Hefepilze müssen gezielt gesucht werden

Sehr oft erlebe ich Patienten mit Candida-Infektionen, die sich seit Jahren krank gefühlt haben, den Grund dafür aber nicht finden konnten. Lange Leidenswege, viele Untersuchungen, Unmengen von Arzneimitteln mit all ihren Nebenwirkungen mußten diese Menschen über sich ergehen lassen, ohne daß die richtige Diagnose gestellt wurde.
Der erste Schritt auf dem Weg, eine Hefepilzerkrankung zu diagnostizieren, ist sicher der schwierigste: Sie oder Ihr Arzt müssen überhaupt erst einen Verdacht haben, daß Ihre möglicherweise sehr unklaren Beschwerden von Hefepilzen herrühren. Erst dann können die weiteren Schritte, den Erreger nachzuweisen, eingeleitet werden.
Hefepilze werden in der Regel nicht zufällig gefunden, sondern müssen gezielt gesucht werden. Ihr Arzt kennt Mittel und Wege, sie dann auch zu finden. Wichtigste Pfeiler der Diagnose sind die Krankengeschichte, die Untersuchungen von Stuhl und Blut im Labor und das Herausfinden, ob eine Allergie vorliegt.

Hefepilzinfektionen bleiben oft jahrelang unerkannt, weil die Symptome anderen Erkrankungen zugeschrieben werden.

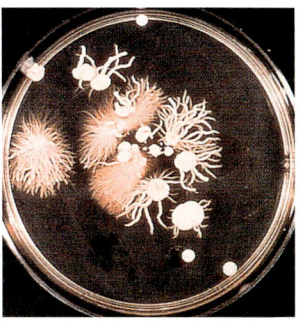

Hefepilze bilden lange Sprossen, mit denen sie sich in der Darmschleimhaut festhalten.

Symptome, bei denen Sie Verdacht schöpfen sollten

Ob bei Ihnen ein Verdacht auf eine Hefepilzinfektion besteht, können Sie mit Hilfe eines Kurzchecks klären. Wenn Sie bei dem »Kurzcheck für Erwachsene« (Seite 30) mehr als vier Punkte sammeln oder ein Leiden besonders stark ausgeprägt ist, sollten Sie mit Ihrem Arzt nach Hefepilzen im Darm suchen.
Wenn Ihr Kind bei dem »Kurzcheck für Kinder« (Seite 31) mehr als vier Punkte sammelt oder bei ihm ein Leiden besonders ausgeprägt ist, sollten Sie mit Ihrem Arzt nach Hefepilzen im Darm suchen.

Die Diagnose

Kurzcheck für Erwachsene

Beschwerden/Arzneimittel	Punkte
Leiden Sie an	
chronischer Müdigkeit	1
Kopfschmerzen oder Migräne	1
Heißhunger auf Süßes	1
plötzlich auftretenden naßkalten und zittrigen Händen	1
Juckreiz an den Schleimhäuten und/oder am Darmausgang	1
häufigen Infekten	1
Haarausfall	1
Mineralstoffmangel oder brüchigen Nägeln	1
Alkoholunverträglichkeit	1
Gelenkschmerzen, vor allem an Händen oder Füßen	1
Schlafstörungen	1
Mißmutigkeit und depressiven Verstimmungen	1
Blähungen oder anderen Magen-Darm-Störungen	2
Allergien	2
kariösen Zähnen, haben Sie viel Amalgam/Gold oder Prothesenmaterial im Mund	2
chronischen Entzündungen der Nasennebenhöhlen	3
chronischen Magenschleimhautentzündungen oder Magengeschwüren	4

Häufiges Jucken

Bei mehr als vier Punkten sofort zum Arzt! ■

Allergien sind oft Folge, aber auch Ursache einer Hefepilzinfektion.

Beschwerden/Arzneimittel	Punkte
Neurodermitis, Psoriasis, chronischen Ekzemen, Urtikaria, Haut- oder Nagelpilzerkrankungen	4
häufigen Pilzerkrankungen im Genitalbereich	4
Asthma bronchiale	4
Erkrankungen wie Zöliakie, Zuckerkrankheit, Rheuma, Krebs, Aids oder Schwächung des Immunsystems	4
Haben Sie	
Arzneimittel wie Antibiotika, Kortison, Hormone eingenommen	1
einen Partner mit Hefepilzerkrankung	1
extrem viel Streß	1
regelmäßig Kontakt mit Körpergiften wie Nikotin, Alkohol oder Drogen	2

Häufige Pilzinfektionen in der Scheide

Kurzcheck für Kinder

Beschwerden/Arzneimittel	Punkte
Leidet Ihr Kind an	
Neurodermitis, chronischen Ekzemen oder Asthma	4
häufigen Infekten der Atemwege oder Mittelohrentzündungen	4
Pilzerkrankungen im Mund- und/oder Windelbereich	4
allgemeiner Gedeihstörung	3
starken Blähungen, häufigen Durchfällen oder Zöliakie	3

■ **Bei mehr als vier Punkten sofort zum Arzt!**

Verzögertes Wachstum

Beschwerden/Arzneimittel	Punkte
Leidet Ihr Kind an	
Allergien	3
mußte es	
häufig Antibiotika einnehmen	4
sich einer Kortisonbehandlung unterziehen	4
wurde es	
nicht oder nur sehr kurz gestillt	2
per Kaiserschnitt auf die Welt gebracht	2
bestand bei der Mutter vor der Geburt eine Hefepilzerkrankung, vor allem im Bereich des Geburtsweges	2

Behandlung mit Antibiotika

Kaiserschnitt

Die Krankengeschichte (Anamnese)

Machen Sie sich für den Arztbesuch eine Liste mit allen Beschwerden, auch den unauffälligen oder seit langem bestehenden.

Sehr wichtig ist, daß Sie Ihrem Arzt ausführlich und genau Ihre Krankengeschichte erzählen: frühere Erkrankungen und Behandlungsarten, auffällige und scheinbar unwichtige Beschwerden. Die Möglichkeiten, wie sich eine Hefepilzerkrankung zeigt, sind äußerst vielfältig.
Scheuen Sie sich daher nicht, sich Ihrem Arzt rückhaltlos anzuvertrauen.
Sie wissen, die Zeit des Arztes ist meist knapp bemessen und er ist Ihnen für ein konzentriertes Gespräch bestimmt dankbar.
Schreiben Sie sich in Ruhe alles zu Hause auf einen Zettel, den Sie dann zu dem Gespräch mit Ihrem Arzt mitbringen.
Denken Sie auch daran, daß sich die Symptome langsam entwickelt haben könnten, oder daß sie sich zwischen den Beschwerden anderer Krankheiten wie Rheuma, Neurodermitis oder Allergien verstecken.

Liegt eine Allergie vor?

Sehr viele Patienten, die eine Hefepilzerkrankung haben, leiden gleichzeitig unter einer Allergie. Solange ihr Körper aber von der Allergie geschwächt ist, ist es besonders schwierig, ihn von Hefepilzen zu erlösen. Deshalb sollten Sie gemeinsam mit Ihrem Arzt unbedingt in Erfahrung bringen, was die Allergie auslöst, und das Allergen, soweit möglich, beseitigen oder meiden. Krankmachende Hefepilze können aber auch selbst eine Allergie auslösen.

Allergietests
Es gibt zahlreiche Möglichkeiten, das die allergische Reaktion auslösende Allergen zu finden. Am wichtigsten ist zunächst die Selbstbeobachtung; außerdem stehen für die Diagnostik der Pulstest, bei Nahrungsmittelallergien die Weglaß-Diät, Hauttests und verschiedene Bluttests zur Verfügung. Diese Testverfahren sind Bestandteil kassenärztlicher Leistungen. Ihr Hausarzt kann die Tests – zumindest teilweise – selbst durchführen oder einen Allergiespezialisten (Allergologen) damit beauftragen.

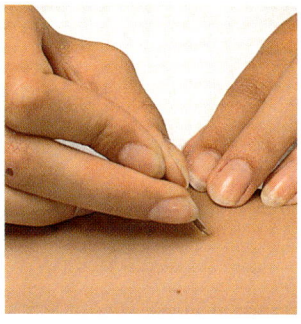

Prick-Test: Schon nach 20 Minuten kann der Arzt sehen, ob die Haut allergische Reaktionen auf eine der aufgetragenen Substanzen zeigt.

Diagnoseverfahren

Methode	Wirkungsweise	Zahlt die Krankenkasse?
Stuhluntersuchung	Nachweis von Hefepilzen	ja
Blutuntersuchung	Nachweis von Abwehrkörpern gegen Hefepilze	ja
Hauttest	Nachweis von Allergien	ja
Elektro-Akupunktur	Diagnose chronischer Entzündungsherde	nein
Bioresonanztherapie	Diagnose und Behandlung disharmonischer Schwingungen	nein

Untersuchungen im Labor

Hefepilzerkrankungen der Haut, der Nägel oder der sichtbaren Schleimhäute kann der geübte Therapeut oft mit bloßem Auge erkennen. Läßt sich eine Hefepilzinfektion so einfach nicht erkennen, können Körpermaterialien, zum Beispiel Hautschuppen, Nagelproben, Sekrete, Blut, Urin und Stuhl, in einem Labor untersucht werden.

Stuhluntersuchung

Besteht der Verdacht, daß sich Hefepilze im Darm angesiedelt haben, ist eine Stuhluntersuchung notwendig, da so die Diagnose gesichert werden kann. Dafür verwenden Sie ein spezielles Röhrchen eines in der Pilzdiagnostik erfahrenen Institutes. Fragen Sie dazu Ihren Arzt.

Die richtige Entnahme
Die Entnahmetechnik beeinflußt die im Labor nachweisbare Keimzahl enorm. Die Pilzkolonien liegen vorwiegend auf der Oberfläche des Stuhles, der den Körper zuletzt verläßt. Sie sollten die Probe deshalb von dort entnehmen. Befindet sich auf dem Stuhl eine gallertige, schleimige Auflage, sollten Sie auch davon etwas untersuchen lassen. Nehmen Sie von mindestens vier bis sechs Stellen Material ab, insgesamt reicht eine bohnengroße Menge.

Blutuntersuchung

Konnten in der Stuhluntersuchung Hefepilze nicht nachgewiesen werden, gibt eine Blutuntersuchung vielleicht Aufschluß. Wenn Sie bereits längere Zeit unter einer Hefepilzerkrankung leiden, hat Ihr Immunsystem Eiweißkörper als Abwehr gegen Ihren Krankheitserre-

---

TIP

Nehmen Sie die Probe nicht vor dem Wochenende oder vor Feiertagen, damit Lagerzeiten bei der Post oder im Labor vermieden werden.

Speziallabors können auch mit Hilfe einer Blutprobe nachweisen, ob sich Hefepilze im Körper eingenistet haben.

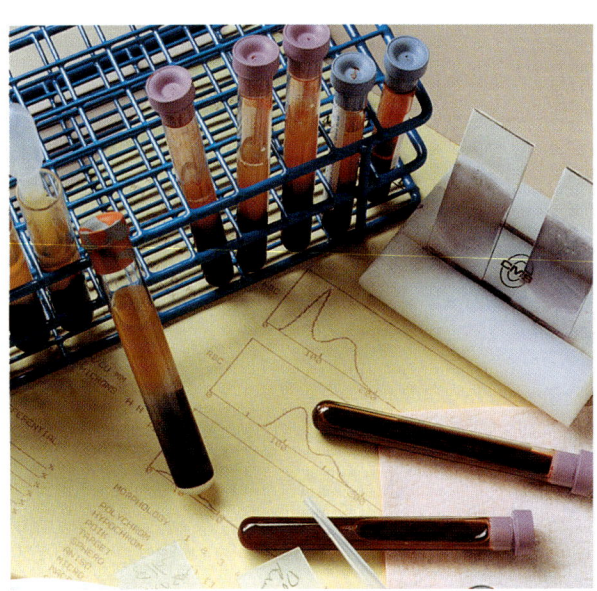

ger gebildet: die Immunglobuline. Sie können mit einem aufwendigen und sehr teuren Verfahren in Speziallabors im Blut gefunden werden. Bei einer frischen Infektion allerdings hatte das Immunsystem noch keine Zeit, die Eiweißkörper zu bilden.

Eine teure Methode

Alternative Untersuchungsmethoden

Es gibt viele weitere Testmethoden; häufig angewendete sind die Elektro-Akupunktur nach Voll und die Bioresonanztherapie. Beide Methoden können bei der Ganzkörperdiagnostik, der Allergiesuche und der Behandlung äußerst hilfreich sein. Ein Pilznachweis im Labor ist jedoch unerläßlich.

Die Elektro-Akupunktur nach Voll
In den fünfziger Jahren konstruierte Dr. Reinhard Voll ein Gerät, das an bestimmten Hautstellen, nach der klassischen chinesischen Akupunktur einzelnen Organen zugeordnet, den elektrischen Widerstand mißt. Chronische Entzündungsherde, so an Zähnen, Rachenmandeln, Nasennebenhöhlen, Gallenblase oder Bauchspeicheldrüse, können mit dieser Methode nachgewiesen werden – oft lange bevor Krankheitssymptome auftreten. Die Verträglichkeit von Medikamenten, Nahrungsmitteln und Giftstoffen kann ebenfalls beurteilt werden. Leider ist diese Methode schulmedizinisch nicht anerkannt, so daß nur wenige Krankenkassen die Kosten erstatten. Interessierte wenden sich bitte an die Medizinische Gesellschaft für Akupunktur nach Voll e.V. (Seite 90).

Untersuchungen, die gemacht werden können

Die Bioresonanztherapie
Jede Materie hat spezifische elektrische Schwingungen in sich. Mit einem Gerät werden diese feinsten, vom Menschen nicht wahrnehmbaren Schwingungen aufgenommen. Wie bei der Elektro-Akupunktur lassen sich mit dieser Methode Krankheiten, Allergien und andere Faktoren, die unseren Körper in Disharmonie versetzen, auf einfache Weise herausfinden.
Die Bioresonanztherapie ist mit hilfreichen Schwingungen auch zur Behandlung einsetzbar.

Harmonische Schwingungen

Gemeinsam behandeln

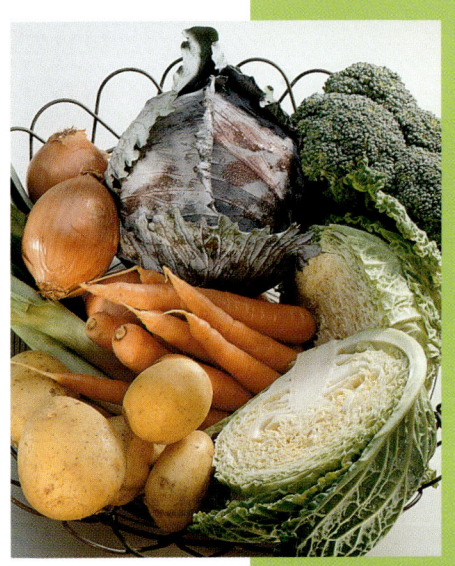

Bei der Hefepilzerkrankung ist eine enge Zusammenarbeit zwischen Arzt und Patient nötig. Es ist unmöglich, die Hefepilze nur mit der Anti-Pilz-Diät zu beseitigen.
Sie brauchen auch unterstützende Medikamente, die nur der Arzt auswählen kann. Für eine dauerhafte Beseitigung der Hefepilze ist außerdem der richtige Zeitpunkt der Anti-Pilz-Diät ebenso wichtig wie die sorgfältige Nachbehandlung.

Das Behandlungs-Konzept

Ob Haut, Nägel, Gehörgang, Scheide oder Schleimhaut von Hefepilzen befallen sind – alles wird mit der Entfernung der Erreger aus dem Darm saniert, um eine Wiederansteckung durch Selbstinfektion zu vermeiden.
Zur Heilung sind pilzabtötende Arzneien erforderlich. Es wäre gefährlich, Hefepilze nur durch eine extrem kohlenhydratarme Diät aushungern zu wollen: akuter Nahrungsmangel tötet Hefepilze nicht ab, sondern treibt sie zur Wanderschaft an (Seite 7). Mit pilztötenden Arzneien wird eine Ausbreitung der Erkrankung verhindert. Daher sollten bei einer Anti-Pilz-Diät (Seite 47) immer gleichzeitig pilztötende Arzneien angewendet werden.
Zusätzlich benötigen Sie natürliche Arzneien zur Stabilisierung der Körperfunktionen, zur Entgiftung und zum Ausgleich des Mineralstoff- und Vitaminhaushaltes.

Keine Behandlung ohne Medikamente

Sie brauchen einen erfahrenen Arzt

Sie können Ihre Hefepilzerkrankung nicht ohne die Hilfe eines Arztes behandeln (Kontaktadressen: Seite 90). Er muß entscheiden, welche Therapieform für Sie in Frage kommt, welche Medikamente für Sie geeignet sind und wie Sie eine eventuell vorhandene Grundkrankheit weiterbehandeln müssen.
Außerdem muß er die Wirkung und vor allem die Nebenwirkungen der eingesetzten Arzneimittel überwachen und unter Umständen entscheiden, ob ein Mittel abgesetzt oder in geringerer Dosis gegeben werden muß.

TIP

Lassen Sie sich die Therapie ganz genau erklären. Der Ausspruch: »Es hat schon vielen Menschen geholfen« darf Ihnen nicht genügen.

So finden Sie Ihren Arzt oder Therapeuten

Auf dem schul- und dem alternativmedizinischen Markt gibt es eine Fülle von Angeboten, wie man Hefepilzerkrankungen behandeln kann. Die Therapeuten informieren sich ständig über neue Therapieformen und Medikamente. Sie müssen jederzeit in der Lage sein, Ihnen gegenüber zu begründen, warum sie gerade diese Behandlung für Sie ausgewählt haben.
Da eine solide Vertrauensbasis die Grundlage einer

jeden Behandlung ist, scheuen Sie sich nie, Fragen zu stellen. Jede Diagnose- und Therapieform sollte für Sie nachvollziehbar und in ihren Auswirkungen überschaubar sein.

Achten Sie auch auf das Kosten/Nutzen-Verhältnis. Hohe Preise von angebotenen Therapien und Medikamenten blenden leicht. Teuer muß nicht immer gut, billig nicht immer schlecht sein.

Voraussetzungen für den Behandlungserfolg

Das Wichtigste: Ihr fester Wille

Das Behandlungsschema muß zusammen mit Ihrem Arzt gut ausgearbeitet sein; jeder Teil ist gleichermaßen wichtig, nichts darf einfach weggelassen oder nachträglich eingefügt werden. Voraussetzung für den Erfolg ist Ihr fester Wille, sich von den Hefepilzen zu befreien.

Beantworten Sie sich bitte vor Behandlungsbeginn die folgenden Fragen. Seien Sie ehrlich zu sich selbst! Eine halbherzige Pilzbehandlung führt selten zum Erfolg.

Checkliste für eine erfolgreiche Behandlung

Bin ich bereit, meine Lebensführung so zu gestalten, daß sie sich in absehbarer Zeit zu einer »gesünderen Lebensform« entwickelt?

Bin ich bereit, auf schädliche Genußgifte wie Nikotin und Alkohol zu verzichten?

Umstellung der Ernährung

Bin ich bereit, meine Ernährung so zu gestalten, daß Hefepilze keine Chancen haben?

Bin ich bereit, mit meinem Partner oder meiner Partnerin über die Erkrankung zu sprechen, um ihn oder sie gegebenenfalls in die Behandlung einzubeziehen?

Bin ich bereit, vor der Behandlung meine Zähne sanieren und, falls erforderlich, Amalgam beseitigen zu lassen?

Bin ich bereit, nach Allergien zu suchen, die den Körper schwächen können, und die notwendigen Schritte zur Allergenvermeidung oder Allergiebehandlung einzuleiten?

Bin ich bereit, die auf den Körper einwirkenden Belastungen aus der Umwelt so weit wie möglich zu reduzieren?

Auswertung

Haben Sie alle Fragen mit »Ja« beantwortet, dann sind Ihre Erfolgschancen sehr gut.

Haben sich ein oder zwei »Nein« eingestellt, lohnt sich der Behandlungsversuch, sofern Sie diese »Schwachpunkte« genau im Auge behalten und möglichst bald Abhilfe schaffen.

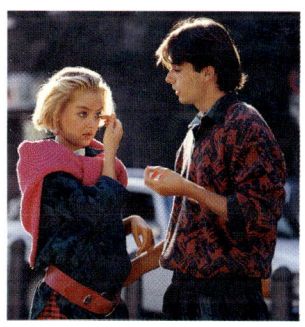

Besondere Schwierigkeiten bei Kindern

Machen Sie Ihrem Kind auf keinen Fall Angst vor Hefepilzen! Denken Sie bitte immer daran, daß Kinder einen anderen Bezug zu ihrem Körper haben als Erwachsene.

Ersparen Sie Ihrem Kind umständliche Erklärungen über krankmachende Hefepilze in seinem Darm, denn manch gut gemeinter Erklärungsversuch endet in ängstlichen Fragen des Kindes. Stellen Sie dar, wie wichtig eine gesunde Darmflora für unseren Körper ist. Erklären Sie in Bildern, zum Beispiel: Die Darmflora ist wie das Gemüse auf einem sauberen Beet. Wird der Garten nicht gepflegt, wuchert das Unkraut und verdrängt das Gemüse.

Es erstaunt mich immer wieder, wie selbstverständlich auch kleinere Kinder die Erklärungen annehmen und umsetzen. Die Praxis zeigt, daß Kinder ihre Behandlung selbst wesentlich weniger gefährden als zum Beispiel ihre Großeltern aus Unwissenheit und Unkenntnis über die zu ihrer Jugendzeit noch weit-

Wer an einer Candida-Infektion leidet, sollte unbedingt mit seinem Partner darüber sprechen, um Ansteckung zu vermeiden.

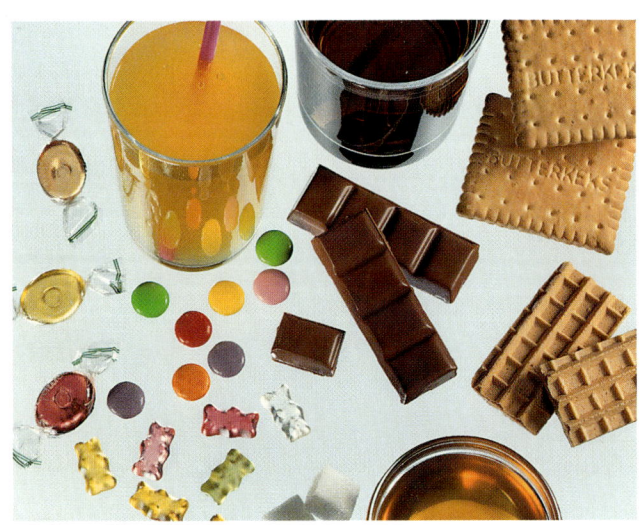

Auch wenn Kinder Süßigkeiten gern mögen – während der Anti-Pilz-Behandlung muß alles Süße tabu sein.

gehend unbekannte Hefepilzerkrankung. Eine sachliche und umfassende Information kann hier schnell Abhilfe schaffen.

Auch vor der Behandlung von Kindern sollte mit einigen grundlegenden Fragen geklärt werden, ob die Motivation ausreicht, die Hefepilze loszuwerden:

Checkliste für eine erfolgreiche Behandlung von Kindern

Keine Süßigkeiten

Ist es möglich, den Kindern vorübergehend die heißgeliebten Süßigkeiten zu entziehen? Ist es möglich zu verhindern, daß sie sich selbst damit versorgen?

Alle Betreuer müssen mitziehen

Sind die an der Kinderbetreuung beteiligten Menschen, zum Beispiel die Oma oder die Tagesmutter, bereit, die bei Hefepilzerkrankungen empfohlene Ernährungsform zu berücksichtigen?

Sind größere Kinder zur Mitarbeit bereit, können sie soweit motiviert werden, daß sie vorübergehend freiwillig auf Nahrungsmittel wie Spaghetti, Ketchup und Süßigkeiten verzichten?

Sind Sie bereit, gegebenenfalls bei Ihren Kindern nach Nahrungsmittel-Allergien zu fahnden?

Sind Sie – in Zusammenarbeit mit Ihrem Arzt – bereit, bei leichteren Infektionskrankheiten nicht gleich die »chemische Keule« zur Behandlung einzusetzen, auch dann, wenn Sie eine natürliche Behandlung unter Umständen mehr Zeit kostet, als Ihrem Kind eine Tablette zu verabreichen?

Auswertung
Wie für Erwachsene gilt auch hier: Je mehr Ja-Antworten, desto besser.

Ganzheitlich gegen Hefepilze

Eine Anti-Pilz-Behandlung muß ganzheitlich sein. Es reicht nicht, allein die Hefepilze zu entfernen. Nur wenn auch die Ursachen und die Folgen der Infektion beseitigt werden, läßt sich ein Rückfall verhindern.

Ursachen und Folgen der Erkrankug müssen gleichermaßen behandelt werden.

Die fünf Bestandteile jeder Therapie
- Beseitigung der Krankheitsursachen
- Beseitigung der Hefepilze
- Aufbau einer gesunden und widerstandsfähigen Darmflora
- Ausgleich des Vitamin- und Mineralstoffhaushalts
- Stimulierung des körpereigenen Abwehrsystems

Machen Sie gemeinsam mit Ihrem Arzt einen genauen Plan, wie Sie bei der Behandlung vorgehen wollen. Mit einem gut vorgezeichneten Weg kommen Sie schneller und sicherer ans Ziel, als wenn Sie sich übernehmen und auf halber Strecke aufgeben.

Bitte beachten Sie
Auf keinen Fall dürfen Sie für eine Hefepilzbehandlung Ihre bisherigen Arzneimittel einfach absetzen – dies könnte eine schwere körperliche Krise herbeiführen. Wenn eine Antibiotika- oder Kortison-Behandlung unvermeidlich ist, kann eine Pilzbehandlung eventuell parallel durchgeführt werden – kleine Schritte führen Sie auch zum Ziel. Bei psychischen Erkrankungen, Mager-, Eß-Brech-Sucht oder Depressionen, ist eine Absprache mit dem betreuenden Psychotherapeuten unbedingt erforderlich!

Gemeinsam behandeln

Nicht vor Klassenfahrten oder Reisen mit der Anti-Pilz-Diät anfangen.

Wann sollte die Behandlung beginnen?

Eine Hefepilz-Therapie fordert im allgemeinen von Ihnen eine Umstellung Ihrer Ernährungsgewohnheiten. Wenig sinnvoll erscheint es mir daher zum Beispiel, kurz vor einer Reise, bei der Sie wenig Einfluß auf das Essen nehmen können, mit der Behandlung zu beginnen.

Vor allem Kinder sollten nicht unnötig gequält werden, indem sie gerade am Weihnachtsabend oder am Ostersonntag auf alle Köstlichkeiten verzichten müssen.

Ungünstig sind auch Behandlungstermine unmittelbar vor Klassen- oder Urlaubsfahrten oder kurz vor Ende des Schuljahres, wenn noch wichtige Klassenarbeiten anstehen.

Der Zahnarzt sollte vor Therapiebeginn größere Zahndefekte saniert haben. Bitten Sie ihn um eine Kontrolle und um Zahnsteinentfernung.

Der Behandlungsablauf

Jede Hefepilzerkrankung wird individuell behandelt.

Das Behandlungsschema auf Seite 43 ist eine Möglichkeit, wie Sie gegen die Hefepilze vorgehen können – nicht Standard! Aufgrund seiner Erfahrung wird Ihr Therapeut für Sie einen Behandlungsplan aufstellen, der auf Ihre speziellen Bedürfnisse ausgerichtet ist.

An die Nachbehandlung schließt sich eine Kontrolluntersuchung an. Werden dabei erneut krankmachende Hefepilze im Stuhl nachgewiesen, muß die Behandlung wiederholt werden, nachdem Ihr Arzt und Sie gemeinsam die Ursache für das Therapieversagen gefunden haben.

Regelmäßige Nachkontrollen

Kann bei der Kontrolluntersuchung kein Hefepilz mehr nachgewiesen werden, wird Ihre Freude groß und der Störenfried hoffentlich besiegt sein. Halbjährliche, später jährliche Kontrollen sollten angeschlossen werden.

Die Vorbereitung auf die Behandlung

Beginnen Sie mit der Vorbereitungswoche am Wochenanfang, damit die erstmalige Medikamenteneinnahme in der zweiten Woche nicht auf ein Wochenende fällt, an dem Ihr Therapeut bei eventuellen Rückfragen nicht erreichbar ist.

Der zeitliche Ablauf der Anti-Pilz-Behandlung

erste Woche:	die Vorbereitung zum Einkaufen, Verbannen von verbotenen Lebensmitteln, Informieren von Betreuern des Kindes
zweite und dritte Woche:	die Akutbehandlung mit Anti-Pilz-Diät und Medikamenten
vierte bis neunte Woche:	die Nachbehandlung zum Wiederaufbau der Darmflora mit anschließender Kontrolluntersuchung

Checkliste zur Vorbereitung
- Beschäftigen Sie sich ausführlich mit dem Thema Hefepilzerkrankungen und klären Sie offene Fragen mit Ihrem Therapeuten.
- Verbannen Sie die »süßen Verführer«.
- Besorgen Sie sich die Ihnen verschriebenen Arzneien und lesen Sie die Beipackzettel genau durch.
- Planen Sie gemeinsam mit Ihrem Therapeuten zusätzliche physikalische Behandlungen wie Wickel oder Bäder. Besorgen Sie die hierfür notwendigen Zutaten und Utensilien.
- Waschen Sie Leibwäsche, Socken, Waschlappen und Handtücher bei Temperaturen über 60 °C.
- Sollten Sie unter Haut- und/oder Nagelpilz leiden, kann die vom Therapeuten empfohlene Behandlung der Haut und der Nägel bereits beginnen.
- Falls Essen an den Arbeitsplatz oder in den Kindergarten oder die Schule mitgenommen werden muß, besorgen Sie jetzt die notwendigen Transportgefäße – bitte nicht aus Plastik.
- Sprechen Sie mit den Betreuern Ihres Kindes (Großeltern nicht vergessen!) und erklären Sie ihnen, was Sie in der nächsten Zeit vorhaben (Seite 89).

Vor allem aber sollten Sie sich auf die zweite Behandlungswoche positiv einstimmen: Freuen Sie sich darüber, daß die Ursache Ihres vielleicht schon seit langem bestehenden Leidens gefunden ist. Jetzt können Sie absehen, daß Sie mit großer Wahrscheinlichkeit nach Ablauf der nächsten 14 Tage die Hefepilze aus Ihrem Körper vertrieben haben!

Ihre Einkaufsliste:

- *3 Zahnbürsten*
- *Zahnseide*
- *Transportgeschirr*
- *Waschpulver (über 60 °C)*
- *Luvos Heilerde I*
- *Lebensmittel*
- *Milchzucker*
- *kohlenhydratfreier Süßstoff*
- *Grüner Mate-Tee*
- *Lapacho-Tee*

Immer nötig: Medikamente

Hefepilze müssen unbedingt restlos abgetötet werden. Dies ist nur mit speziell wirksamen Medikamenten möglich. Eine Anti-Pilz-Diät (Seite 47) allein, mit der die Erreger ausgehungert werden, reicht nicht aus. Auf Suche nach Nahrung können sich die Keime im ganzen Körper verteilen. Die Folge wäre eine Organmykose, die wesentlich schwerer zu behandeln ist als eine lokale Erkrankung.

Bloßes Aushungern der Hefepilze ist gefährlich!

Lokal wirksame Medikamente

Soweit es möglich ist, Hefepilze direkt an dem Ort zu erreichen, an dem sie sich angesiedelt haben, sollten sie mit einem nur dort wirksamen Mittel bekämpft werden: Für die Behandlung des Darmes stehen Tabletten zur Verfügung, für Haut und Nägel Lösungen, Salben und Gels, für den Mund Mundgels, Lösungen und Lutschtabletten, für die Gehörgänge Ohrentropfen und für die Scheide Scheidenzäpfchen.

Lokal wirkende Medikamente bevorzugen

Nystatin

Der am häufigsten eingesetzte Wirkstoff ist Nystatin, ein seit über 40 Jahren bekanntes, aus Bakterien gewonnenes natürliches Mittel, das nicht in den Körper aufgenommen wird. Nystatin greift die Oberfläche der Hefepilze an und bringt diese zum Platzen. Das Medikament ist in der Regel auch für Schwangere und Kleinkinder geeignet. In seltenen Fällen jedoch werden Allergien beobachtet. Ähnlich wirkende Mittel sind das Natamycin, das meiner Erfahrung nach in Verträglichkeit und Wirksamkeit dem Nystatin nachsteht, und Amphotericin B, bei dem ich Nebenwirkungen gesehen habe.

Das häufigste Mittel: Nystatin

Bitte beachten Sie
Nystatin, in der Apotheke rezeptfrei erhältlich, sollte nur unter Aufsicht eines Arztes angewendet werden. Die Krankenkassen übernehmen die Kosten, wenn ein ärztliches Rezept vorliegt.

Ähnlich wirkende Mittel

Natürliche Heilmittel

Tannolact, ein Fertigpräparat aus Eichenrinde, hilft gegen Hefepilze, stillt aber auch den Juckreiz bei Ekzemen und Windeldermatitis. Es wird als Fuß-, Sitz- oder Ganzkörperbad angewendet.
Teebaumöl hilft gegen Hautpilz: Nach dem Waschen und gründlichem Trocknen zweimal täglich auf die befallenen Stellen auftragen.

Allgemein wirkende Medikamente

Sitzen die pathogenen Hefepilze in Nischen, zum Beispiel in den Einstülpungen der Darmschleimhaut, oder sind sie über die Blutbahn in Organe wie Leber oder Herz vorgedrungen, müssen sie mit Arzneimitteln bekämpft werden, die ins Blut aufgenommen werden und im ganzen Körper wirken. Dies sind die Azole, »scharfe Geschütze«, die wegen ihrer Nebenwirkungen, vor allem auf Nieren und Leber, nur vom Arzt verordnet werden und deren Anwendung er streng überwachen muß.

Nebenwirkungen

Gehen Hefepilze zugrunde, gleichgültig durch welches Medikament, werden ihre Gifte freigesetzt. Dies kann bei empfindlichen Menschen Übelkeit, Hautentzündungen, Kopfschmerzen oder andere Befindlichkeitsstörungen auslösen.
Meist treten solche Reaktionen am zweiten Tag der Behandlung auf, halten aber nur maximal drei Tage an. Manchmal allerdings kommt es zu Allgemeinreaktionen, Hautausschlägen oder Fieberschüben; diese Antwort des Körpers auf die zerfallenden Hefepilze nennt man »Herxheimer-Reaktion«. In diesen seltenen Fällen muß unbedingt der Therapeut aufgesucht werden. Er setzt das Medikament ab oder verringert die Dosis.
Bei Neubeginn der Behandlung – nie ohne Therapeuten! – sollte die Dosis des Medikaments nur langsam

■ **Das können Sie selbst tun**

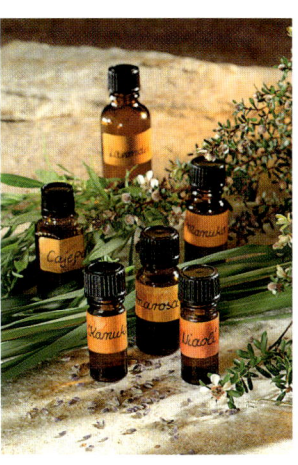

Teebaumöle gehören zu den natürlichen Mitteln, mit denen sich Hautpilze behandeln lassen.

Bitte beachten Sie
Kopfschmerzen und Übelkeit sollten drei Tage nach Beginn der Behandlung aufhören. Ist nach einer Woche keine Besserung eingetreten, müssen Sie zum Arzt.
Auch wenn Fieber oder andere heftige Reaktionen Ihres Körpers auftreten oder Sie sich unwohl fühlen, teilen Sie dies bitte Ihrem Arzt sofort mit.

Die Maßnahmen der Anti-Hefepilz-Behandlung

Maßnahme	Ziel	Arzt	selbst	Dauer
Medikamente (Seite 44)	Abtöten der Hefepilze	x		zwei Wochen
Anti-Pilz-Diät (Seite 47)	Aushungern der Hefepilze		x	zwei Wochen streng, bis zu sechs Monate gelockert
Ausgleich des Mineralstoff- und Vitaminhaushalts (Seite 59)	Stärkung der Abwehr	x	x	begleitend zur Diät
Stärkung der Abwehr mit homöopathischen Mitteln (Seite 61)	Wiederaufbau des Immunsystems	x		begleitend zur Diät
Wiederaufbau der Darmflora (Seite 58)	Ansiedlung neuer Bakterien	x		bis zu sechs Monate nach Abschluß der Behandlung
Kontrolluntersuchung (Seite 64)	Nachweis von Hefepilzen	x		einmalig sechs bis acht Wochen nach der Medikamentenbehandlung

gesteigert werden. Auch bei sehr starkem Hefepilzbefall, bei ausgeprägter Neurodermitis oder schwerem Asthma sollte die Anti-Pilz-Medikation immer langsam gesteigert werden, um die beschriebenen Reaktionen zu verhindern.

Die Anti-Pilz-Diät

Die Behandlung einer Hefepilzerkrankung ist immer von einer Anti-Pilz-Diät begleitet.
- Für mindestens zwei Wochen verschwinden vor allem Süßes und helle Mehle vom Speiseplan.
- Ungefähr ein halbes Jahr sollten Sie sich an die Diätempfehlungen halten, bis sich die Darmflora stabilisiert hat und somit einem Neuangriff von Hefen trotzen kann.

■ Das können Sie selbst tun

So halten Sie durch
Das Essen soll Ihnen Freude machen. Eine mit Widerwillen eingehaltene Diät kann nicht erfolgreich sein; sie wird so schnell wie möglich beendet, der Rückfall ist vorprogrammiert.
Bedenken Sie immer:
- Sie haben dem Hefepilz den Kampf angesagt und nicht sich selbst oder gar dem Kind!
- Bleiben Sie während der Akutbehandlung in der zweiten und dritten Woche eisern.
- Wenn sich später einmal »Fehler« einschleichen, kann das der inzwischen von den Hefepilzen befreite Körper vertragen.

Bereiten Sie sich Ihre Mahlzeiten schmackhaft zu und freuen Sie sich am Essen.

Die Basis der Diät: Eine vollwertige Ernährung

Die Anti-Pilz-Diät basiert auf einer vollwertigen Ernährung. Bereiten Sie deshalb Ihre Mahlzeiten nach den Grundwerten der Vollwertkost zu: Das volle Korn, frisches Gemüse und Salate sind die Grundlagen. Auch Fleischwaren sind zugelassen.
Nicht zu empfehlen dagegen sind: Nahrungsmittel, die Konservierungsstoffe enthalten, Weißmehl, Nudeln und gezuckerte Nachspeisen.

Schonung für Vitamine
Wählen Sie Zubereitungsformen, bei denen die wertvollen Inhaltsstoffe erhalten bleiben (Seite 48). Essen Sie keine Konservennahrung, dünsten Sie Gemüse nur kurz, so daß es noch etwas »Biß« hat – wie es in der Küche des Mittelmeerraumes üblich ist. Denn durch zu langes Kochen zerstören Sie wertvolle Vitamine, überdies gehen wichtige Mineralstoffe in das Kochwasser über.

TIP

Essen Sie öfter am Tag kleinere Mengen, zum Beispiel drei Hauptmahlzeiten und zwei Zwischenmahlzeiten wie Joghurt oder einen Apfel.

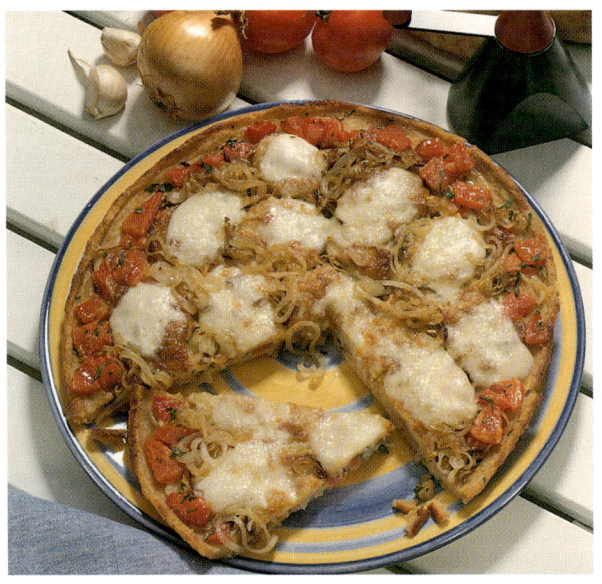

Selbst eine so saftig belegte Pizza ist während der Anti-Pilz-Diät erlaubt, wenn der Teig nicht aus Weißmehl, sondern wie dieser vor allem aus Kartoffeln zubereitet ist.

Besonders wirksam bei der Vertreibung der Hefepilze aus dem Darm sind: Meerrettich, Knoblauch, Radieschen, Rettich, Zwiebeln, Shiitake, Essig, scharfer Senf, Buttermilch, Joghurt mit lebenden Kulturen, Lapacho- und Mate-Tee.

Die »goldenen Regeln« der Anti-Pilz-Diät

• Gemüse und Salate stehen ganz oben auf Ihrem Speiseplan – frisch oder schonend gegart. Nutzen Sie das Angebot der Saison.
• Verzichten Sie auf Konserven jeder Art.
• Essen Sie häufig Weiß- und Sauerkraut, Zwiebeln und Lauch, Rettich und Radieschen, Knoblauch, Meerrettich und scharfen Senf, Buttermilch und Naturjoghurt – das sind die erklärten »Gegner« der Hefepilze.
• Verzichten Sie auf Zucker und alle zuckerhaltigen Speisen, auf weißen Reis und alle Weißmehlprodukte.
• Reinigen Sie Gemüse und Salate gründlich, um einer neuerlichen Infektion vorzubeugen.
• Garen Sie Gemüse schonend, ihre gesunden Inhaltsstoffe, Vitamine und Mineralstoffe, sollten erhalten bleiben.
• Wählen Sie Methoden wie Dünsten, Dämpfen, Garen in Bratschlauch, Bratbeutel oder Tontopf.
• Würzen Sie mit frischen Kräutern, die Sie aus dem großen Angebot nach Geschmack auswählen.
• Trinken Sie ausreichend – Mineralwasser, frisch zubereitete Gemüsesäfte, Kräutertees, Lapacho- und Mate-Tee. Trinken Sie möglichst wenig Kaffee und schwarzen Tee.
• Lassen Sie sich von italienischen und französischen Kochbüchern inspirieren. Auch chinesische Gemüsezubereitungen genügen den Richtlinien einer Anti-Pilz-Diät.

Bitte ernähren Sie sich nach Ihrer Kur ebenso gesund; Sie wissen inzwischen, wie gut Ihnen diese Art der Ernährung bekommt. Sie können sich die wünschenswerte Ernährungsumstellung zusätzlich erleichtern, wenn Sie sich an diese Empfehlungen halten:
Kaufen Sie Ihre Lebensmittel »mit Bedacht« ein, bereiten Sie sich Ihre Mahlzeiten sorgfältig zu, decken Sie Ihren Tisch hübsch (das Auge ißt mit), nehmen Sie sich Zeit für Ihre Mahlzeiten und essen Sie in einer entspannten Atmosphäre!

Das dürfen und sollen Sie essen

Frischgemüse	Auberginen Artischocken Avocados Blumenkohl Bohnen Broccoli Chinakohl Fenchel Gurken Kartoffeln Kohl (alle Arten) Kohlrabi Lauch Mangold	Meerrettich Möhren (Karotten) Paprika Rote Bete Schwarzwurzeln Sellerie Soja Spargel Spinat Tomaten Topinambur Weißkohl Zucchini Zwiebeln
Obst	saure Äpfel saure Birnen	Grapefruit Zitrone
Salate und Zutaten	Blattsalate Brunnen- und Gartenkresse Chicorée Eier Endiviensalat Feldsalat Gurken Karotten (Möhren) Knoblauch	Obst- und Apfelessig (Balsamessig nicht!) Oliven Radieschen Rettich Sojasprossen Schnittlauch Tomaten Zwiebeln Milch

Das dürfen und sollen Sie essen

Milchprodukte	Buttermilch Dickmilch Joghurt mit lebenden Kulturen Käse Kefir	Sahne saure Sahne Vollmilch Quark
Fleisch, Geflügel und Fisch	Fische und Meeresfrüchte Geflügel	Kaninchen Lammfleisch Wild
Öle und Fette	Butter Margarine alle kaltgepressten Öle aus Samen und Keimen wie Sonnenblumenöl Maiskeimöl	Olivenöl Sesamöl Sojaöl Traubenkernöl Walnußöl Weizenkeimöl
Süßungsmittel	Milchzucker Süßstoffe ohne Kohlenhydrate	(Acesulfam, Aspatam, Cyklamat, Saccharin)
Pilze	Champignons Hallimasch Morcheln	Pfifferlinge Shiitake Steinpilze
Nüsse, Kerne und Samen	Cashewkerne Erdnüsse Haselnüsse Kokosnuß	Kürbiskerne Sesam Sonnenblumenkerne Walnüsse
Getränke	Wasser Gemüsesäfte Kräutertee Lapacho-Tee	Mate-Tee natrium- und kohlensäurearme (-freie) Mineralwässer

Die Anti-Pilz-Diät

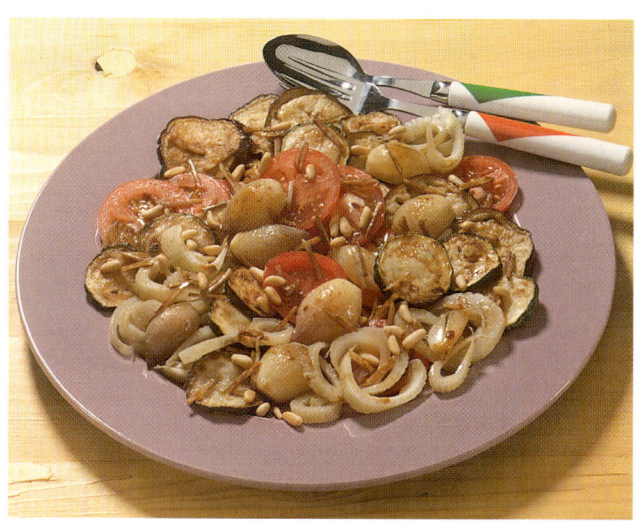

So gut kann man während der Anti-Pilz-Diät essen: Schneiden Sie Fenchel, Aubergine, Schalotten und Zucchini klein. Dünsten Sie die Gemüse nacheinander und richten sie mit in Scheiben geschnittenen Tomaten an. Wenn Sie noch Obstessig, Salz und Pfeffer dazugeben, können Sie Ihr italienisches Gemüse servieren.

Das sollten Sie selten oder gar nicht essen

	Nur in Maßen	Unbedingt meiden
Getreide und Brot	Hülsenfrüchte Buchweizen Gerste Grünkern Hafer, Dinkel Hirse, Mais, Reis Roggen, Weizen	Brot und Backwaren aus hellen Mehlen Polierter Reis, Grieß Speisestärke, Soßendicker Weizenkeime
Gemüse		Dosengemüse Kartoffelfertigprodukte Ketchup mit Zuckerzusatz
Obst und Obstprodukte		alle süßen Früchte wie Bananen, Aprikosen, Kirschen, Mirabellen, Pfirsiche, Pflaumen, Beeren, Trauben, Birnen, süße Äpfel, süße exotische Früchte, Trockenfrüchte Marmeladen, Gelees, Konfitüren (auch keine Diabetikerwaren) Obstkonserven

Das sollten Sie selten oder gar nicht essen

	Nur in Maßen	Unbedingt meiden
Fleisch und Wurstwaren, Geflügel	Schweinefleisch Wurst aus Schweinefleisch Schinken Speck Salami	
Süßungsmittel		Zucker in jeder Form wie weißer und brauner Zucker Fruchtzucker, Kandis, Puderzucker, Traubenzucker, Rohrzucker; Zuckerrohrgranulat; Honig, Ahornsirup, Dicksäfte, Süstoffe mit Kohlenhydraten (Mannit, Sorbit, Xylit)
Getränke	Kaffee, schwarzer Tee	jede Sorte Alkohol (außer extrem trockenem Weißwein) Fruchtsäfte und -nektare Limonaden Colagetränke süße Milchmixgetränke Kaba

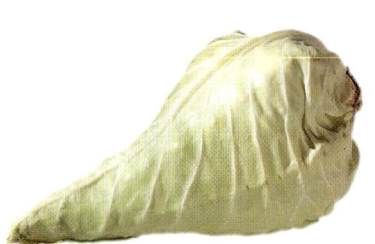

Gut nach Diät-Sünden: Weiß- oder Spitzkohl

Tips nach Diät-Fehlern
Sind Sie oder Ihr Kind doch einmal im Anschluß an die Akutbehandlung in der zweiten und dritten Woche (in dieser Zeit ist jeder Fehler folgenschwer!) vom »Pfad der Tugend« abgekommen, lassen Sie den Kopf nicht hängen – vorausgesetzt, dies passiert nicht allzu oft. Halten Sie an den folgenden Tagen die Ernährungsrichtlinien streng ein, essen Sie viel Frisches, vor allem Weiß- oder Spitzkohl, kurz gedünstet oder als Salat, frisches Sauerkraut, roh oder gekocht, außerdem Buttermilch und Joghurt. Trinken Sie Lapacho- (Seite 60) oder Mate-Tee.

So könnte der Speiseplan eines Tages aussehen

Erstes Frühstück	ein Naturjoghurt, Vollkornbrot mit Margarine und Frischkäseaufstrich, dazu ungesüßten Kaffee mit Sahne oder ungesüßten Tee
Zweites Frühstück	ein Becher Buttermilch, Nüsse, Sonnenblumenkerne
Mittagessen	Gemüsesuppe: püriertes Gemüse in Gemüsebrühe mit frischen Kräutern und Meersalz pikant gewürzt; gebratenes Fischfilet natur; Gemüse und Salat der Saison
Nachmittag	ein Joghurt mit Apfelstückchen, Vanille und Zimt, eventuell mit Milchzucker gesüßt
Abendessen	Vollkornbrot, Salat aus gekochtem Gemüse (abends nichts Rohes mehr), Kräuterquark
	Oder gehen Sie zum »Italiener« essen, bestellen sich nach dem Genuß eines Vorspeisentellers (in Essig, Öl und Gewürzen eingelegte Gemüse, Pilze und Meeresfrüchte) einen gegrillten Seefisch und genießen dazu Gemüse nach Saison. Sie sehen – die Diät kann auch vergnüglich sein.

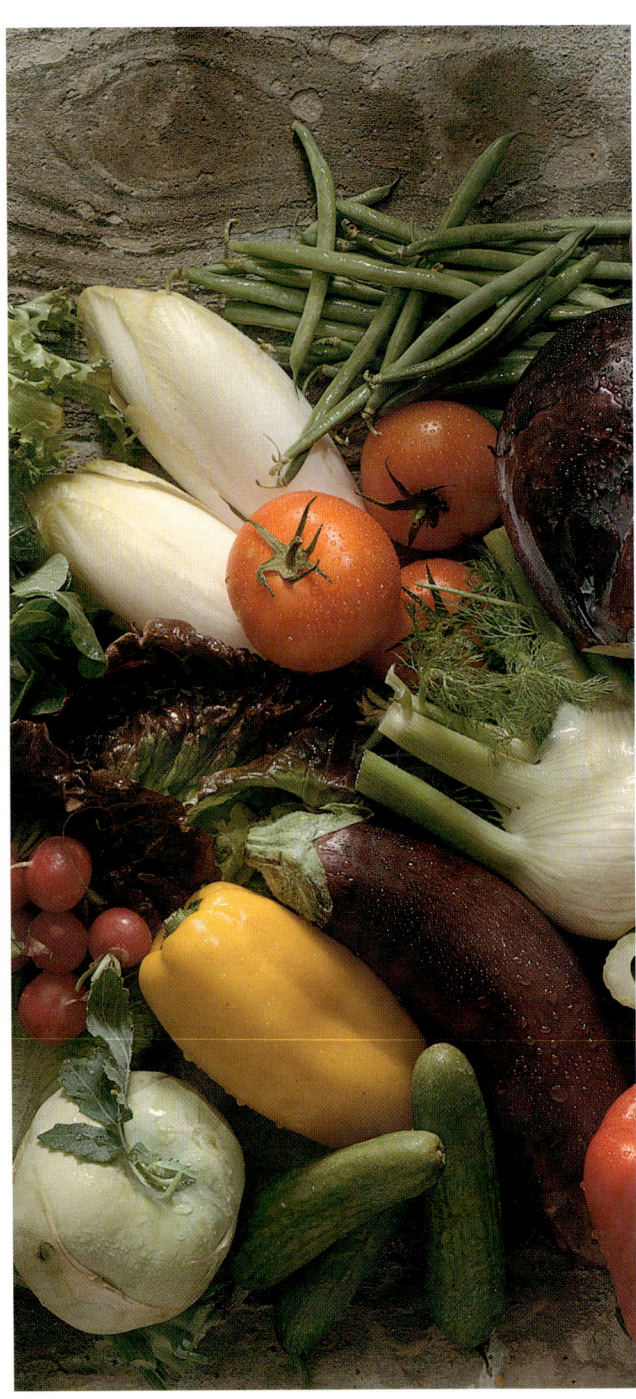

Achten Sie darauf, daß in Ihrer Ernährung basenbildende Lebensmittel überwiegen: Essen Sie viel Pflanzliches wie Kartoffeln, Salat und Gemüse.

Unterstützung der Diät durch Trennkost

Im Rahmen der Anti-Pilz-Diät ist es sinnvoll, Lebensmittel in aufeinander abgestimmter Kombination zu sich zu nehmen, um den Darm zu entlasten. Das ist möglich mit der »Trennkost«.

Die heilsame Wirkung der Trennung von Eiweiß und Kohlenhydraten in der Ernährung wurde von dem amerikanischen Arzt Dr. Howard Hay entdeckt. Zwar ist es nicht möglich, diese beiden Nährstoffe vollständig getrennt zu essen, denn in den meisten Lebensmittel finden sich sowohl Eiweiß als auch Kohlenhydrate.

Trennkost entlastet den Darm.

Viele Lebensmitteln jedoch enthalten überwiegend Eiweiß oder fast ausschließlich Kohlenhydrate. Das heißt, daß eine »lockere« Trennung in eiweißhaltige und kohlenhydrathaltige Lebensmittel in der Praxis durchaus zu bewerkstelligen ist.

Trennkost im Alltag

Bei der Trennkost werden eiweißhaltige und kohlenhydrathaltige Nahrungsmittel nicht gleichzeitig bei einer Mahlzeit gegessen, sondern getrennt zu verschiedenen Tageszeiten.

Das hat zur Folge, daß die Verdauungssäfte optimal genutzt werden. Außerdem kann man auf diese Weise die bei unzureichend verdauter Nahrung im Darm einsetzenden Gärprozesse verhindern. Sogar hartnäckige Darmstörungen können durch Trennkost zum Abklingen gebracht werden.

Mit Trennkost werden die Verdauungssäfte optimal genutzt.

Mit dieser Kostform führen Sie Ihrem Körper besonders viel Vitamine, Mineralstoffe und Spurenelemente zu – lebenswichtige Nährstoffe, die er unbedingt braucht, um seine Abwehrkräfte funktionstüchtig zu halten. Und das ist ja gerade bei der Infektion mit Hefepilzen sehr wichtig.

Darüber hinaus erreichen Sie mit der Trennkost etwas sehr Wichtiges: Sie spüren schon nach wenigen Tagen, wieviel mehr Ernergie Ihnen plötzlich zur Verfügung steht. Die Ernergie nämlich, die herkömmliche Mahlzeiten für die Verdauung in Anspruch nehmen. Der Körper wird entlastet, und da Körper und Seele eng

Mit Trennkost zu mehr Energie

miteinander verknüpft sind, wird auch die Seele spürbar »leichter«.

Die Nahrungsmittel-Gruppen
Nach den Prinzipien der Trennkost werden die Lebensmittel in drei Gruppen eingeteilt. Diese Einteilung enthält alle Nahrungsmittel für Gesunde, weil die Trennkost auch nach der Beseitigung der Hefepilze nützlich ist.

Trennkost für Gesunde

Erste Gruppe

Eiweißhaltige Lebensmittel

Fleisch, Fisch,
Meeresfrüchte in gegartem Zustand,
Eier, Milch,
Käse mit höchstens 50 % Fett i.Tr.,
Beeren-, Kern-, Stein- und Zitrusfrüchte,
gekochte Tomaten,
Wein und Sekt.

Zweite Gruppe

Kohlenhydrathaltige Lebensmittel

Alle Getreide,
Buchweizen,
Kartoffeln, Topinambur,
Grünkohl, Schwarzwurzeln,
Bananen, Trockenobst, süße Äpfel,
Süßungsmittel,
Bier.

Dritte Gruppe

Neutrale Lebensmittel

Fette,
gesäuerte Milchprodukte wie Quark, Joghurt,
Kefir und Buttermilch,
alle Käsesorten mit über 60 % Fett i.Tr.,
Frischkäsesorten,
rohe oder geräucherte Wurst-, Fisch- und
Fleischwaren,
Salate, Pilze und alle Gemüsesorten außer den
kohlenhydratreichen.

Wichtig: Wenn Sie die Vorteile der Trennkost während einer Anti-Pilz-Diät nutzen wollen, gleichen Sie diese Liste mit der Lebensmittel-Übersicht auf Seite 49 ab.

Wichtig bei Pilzinfektionen

So kombinieren Sie die Lebensmittel
Bei den Mahlzeiten werden eiweißhaltige Lebensmittel nur mit Eiweiß und neutralen Lebensmitteln (erste und dritte Gruppe) kombiniert, kohlenhydrathaltige nur mit Kohlenhydraten und ebenfalls neutralen (zweite und dritte Gruppe).
Eine wichtige Regel der Trennkost ist außerdem, mittags eine eiweißreichere Kost zu sich zu nehmen (erste Gruppe), da der Magen damit stark belastet wird, und abends überwiegend leicht verdauliche, kohlenhydratreiche Nahrungsmittel zu essen. Insgesamt sollten nach den Regeln der Trennkost basenbildende Nahrungsmittel überwiegen (Seite 77).
Auch wenn diese Kostform zunächst nicht unbedingt Ihrem Geschmack entsprechen mag – ein Versuch lohnt sich. Stellen Sie Ihre Ernährung allmählich um. Achten Sie darauf, daß Sie am Abend – vor allem während der zweiten und dritten Woche der Behandlung – gut verträgliche Nahrungsmittelkombinationen zu sich nehmen, um Ihren Darm zu schonen.
Wenn Sie sich ausführlich über Trennkost informieren wollen: Sie finden auf Seite 91 (»Bücher, die weiterhelfen«) geeignete Literatur.

Mittags eiweißreiche, abends leicht verdauliche kohlenhydratreiche Kost

Die Heilung unterstützende Maßnahmen

Damit die Behandlung der Hefepilzinfektion auf Dauer erfolgreich ist und Ihr Körper einem erneuten Angriff der Hefepilze ausreichend Widerstand entgegensetzen kann, müssen Sie ihm zu Hilfe kommen.
Es gibt eine Reihe von Maßnahmen, mit denen die Heilung unterstützt werden kann. Einige können Sie selbst durchführen. Um dem Köper seine Widerstandsfähigkeit zurückzugeben, sind aber oft zunächst Medikamente nötig.

Wiederaufbau der Darmflora

Nachdem die pathogenen Hefepilze mit Medikamenten und der Anti-Pilz-Diät (Seite 44, 47) aus dem Darm vertrieben worden sind, sollte die Darmflora so schnell wie möglich mit helfenden Bakterien besiedelt werden. Hierfür stehen verschiedene Präparate zur Verfügung. Der Therapeut entscheidet, ob eine Arznei aus Bakterien, Mikroorganismen oder deren Bestandteile zum Einsatz kommt. Je nach Krankheitsbild und Therapieschritt stehen Arzneien zur Verfügung, die individuell verordnet werden müssen; ob sie nun Lactobazillen, Bifidobakterien, freundliche Hefen (Saccharomyces boulardii), Extrakt aus Colibakterien oder lebensfähige, nicht krankmachende Colibakterienstämme enthalten – um nur einige zu nennen.
Der Aufbau der Darmflora mit Arzneimitteln sollte mindestens bis in die neunte Woche nach Beendigung der Diät fortgeführt werden; eine Fortsetzung bis zu einem halben Jahr kann bei manchen Patienten sinnvoll sein.

Entlastung der Darmflora

Um der neu entstehenden Darmflora optimale Bedingungen zu bieten, können Sie den Darm mit Heilerde entlasten, zum Beispiel Luvos Heilerde I. Das ist eine Mineralstoffmischung, die in der Lage ist, Abfallprodukte weitgehend zu binden. Heilerde ist in der Apotheke ohne Rezept erhältlich. Die Einnahmevorschrift entnehmen Sie bitte der Packungsbeilage.

TIP

Kapseln der Präparate mit Lactobazillen oder Bifidobakterien nehmen Sie zu Zwischenmahlzeiten mit milchzuckergesüßtem Joghurt mit Lebendkulturen ein. Joghurt nimmt dem Magen einen Teil der Säure und bietet den Bakterien im Darm Nahrung.

Das können Sie selbst tun

Die Heilung unterstützende Maßnahmen

Wiederaufbau der Scheidenflora
Wurde bei einer Frau in der Scheide eine Pilzbehandlung durchgeführt, ist es sinnvoll, auch hier die »guten« Bakterien wieder aufzufrischen. Dazu stehen Präparate mit den dort üblicherweise residierenden Milchsäurebakterien (Lactobazillen), zum Beispiel Vagiflor®, zur Verfügung.

Bitte beachten Sie
Während der Nystatin-Behandlung sollten nur Präparate zum Einsatz kommen, die hefefrei sind (zum Beispiel Omniflora®), da sonst auch diese Hefepilze von dem Medikament zerstört werden. Danach ist die Gabe von »guten« Hefepilzen und »freundlichen« Bakterien sinnvoll (zum Beispiel Perenterol®).

Ausgleich des Mineralstoff- und Vitaminhaushaltes
Ein Mangel an Mineralstoffen in unserem Körper kann Ursache der Hefepilzerkrankung sein, aber auch Folge. Vor allem muß darauf geachtet werden, daß Zink, Eisen, Selen, Kalzium und Magnesium in ausreichender Menge im Körper vorhanden sind. Ihr Arzt kann mit einer Blutuntersuchung klären, ob und welche Mineralstoffe bei Ihnen fehlen.
Auch die Vitamine B, C und E sind wichtig für die Heilung. Bei Verdacht auf einen Mangel wird Ihr Therapeut Ihnen ein entsprechendes Präparat verschreiben und Ihnen Ernährungshinweise geben. Drei Naturprodukte eignen sich besonders gut dazu, den Körper nach einer Hefepilzerkrankung wieder ausreichend mit Mineralstoffen und Vitaminen zu versorgen: die Spirulina-Alge, Lapacho-Tee und Kanne-Brottrunk®.

Die wichtigsten Mineralstoffe sind: Magnesium, Kalzium, Zink, Eisen und Selen

Wichtig sind die Vitamine B, C und E

Die Spirulina-Alge
Sie ist ein eiweiß-, vitamin- und mineralstoffreiches Meeresprodukt, das ausgesprochen bekömmlich ist. Neben den Vitaminen A, B, D, E, F und K enthält es Mineralien wie Kalzium, Phosphor und Eisen. Spirulina-Alge können Sie in Apotheken, Reformhäusern und Naturkostläden bekommen.

■ **Das können Sie selbst tun**

Gemeinsam behandeln

Das können Sie selbst tun

Der Lapacho-Tee
Seine Heilkraft stützt sich zum einen auf bakterien- und virentötende Wirksubstanzen, zum anderen auf einen Reichtum an Mineralstoffen wie Eisen, Kalzium, Kalium, Kupfer, Mangan und Magnesium. Der Tee verdrängt krankmachende Hefen und entgiftet den Darm. Zur Behandlung werden drei Tassen täglich empfohlen. Lapacho-Tee können Sie in Apotheken, Naturkost- und Teeläden bekommen.

Bei Getreide- oder Hefepilzallergie dürfen Sie den Brottrunk nicht nehmen.

Der Kanne-Brottrunk®
Nach einem von Wilhelm Kanne entwickelten Verfahren werden Vollkornbrote aus kontrolliert-biologischem Anbau milchsauer vergoren. Der hieraus gewonnene Brottrunk hat einen leicht säuerlichen Geschmack und ist reich an Mineralstoffen, Spurenelementen, Vitaminen und Aminosäuren.
Das Getränk wirkt aktivierend auf den gesamten Organismus. Außerdem regeneriert es die »guten« Darmbakterien.
Auch bei der Regulierung des Säure-Basen-Gleichgewichtes (Seite 75) kann der Kanne-Brottrunk ausgesprochen hilfreich sein.
Außerdem hilft er, Hefepilze zu verdrängen und unterstützt die an der Verdauung beteiligten Organe. Er ist in Reformhäusern und Naturkostläden erhältlich.

Das können Sie selbst tun

Pilztötende Nahrungsergänzung
Grapefruitsamenextrakt wird als Nahrungsergänzung eingesetzt, um Pilze im Darm zu bekämpfen.
Im Handel sind sowohl Flüssigkonzentrat als auch Kapseln erhältlich.

Anregung des Abwehrsystems
Ihr geschwächtes körpereigenes Abwehrsystem bedarf der Unterstützung, die Sie ihm – in Absprache mit Ihrem Therapeuten – mit pflanzlichen Mitteln geben können. Fragen Sie Ihren Therapeuten nach den für Sie richtigen Heilpflanzen-Anwendungen.

Homöopathie
Auch homöopathische Arzneien eignen sich ausgezeichnet, die Selbstheilungskräfte gezielt anzuregen. Homöopathika sollten erst nach, höchstens kurz überlappend mit der Nystatin-Behandlung eingesetzt werden. Nur dann können sie ihre Wirkung voll entfalten.
Als homöopathisches Anti-Pilz-Mittel gilt Borax (gebräuchlich ist eine 14tägige Anwendung von Borax D4), entgiftend wirken Thuja und Sulfur, abwehrsteigernd wirkt Echinacea D2.
Da die Behandlung mit Homöopathika speziell auf Ihre Beschwerdelage ausgerichtet werden muß, kann ich keine generellen Empfehlungen geben.

Homöopathische Arzneien erst nach der Nystatin-Behandlung einsetzen

Alternativmedizinische Methoden
Elektro-Akupunktur (Seite 35) und Bioresonanztherapie (Seite 35) sind sowohl zur Diagnose als auch zur Behandlung geeignete alternative Methoden, mit denen das körpereigene Abwehrsystem angeregt werden kann.
Fragen Sie Ihren Arzt, ob eine solche Therapie für Sie geeignet ist. Die Kosten werden nur teilweise erstattet (Übersicht Seite 33).

Entgiftung des Körpers
Unterstützen Sie Leber, Nieren, Haut und Darm bei ihrer Arbeit, die anfallenden Schlacken und Gifte aus dem Körper auszuscheiden.

Tips zur Entgiftung
- Darm: Ernähren Sie sich ballaststoffreich, mit viel frischem Gemüse; so regeln Sie auch den Stuhlgang; süßen Sie mit Milchzucker statt mit Zucker oder Honig.
- Nieren: Trinken Sie etwa zwei Liter Flüssigkeit am Tag, vorzugsweise Mineralwasser oder Tee (grüner Mate-, Lapacho-, Brennessel-, Birkenblätter- oder Kamillen-Tee); Spargel und Petersilie fördern die Ausscheidung über die Nieren.
- Leber: Essen Sie ab und zu Artischocken, sie helfen der Leber bei ihrer Entgiftungstätigkeit; ähnlich wirken grüner Mate- und Lapacho-Tee.

■ **Das können Sie selbst tun**

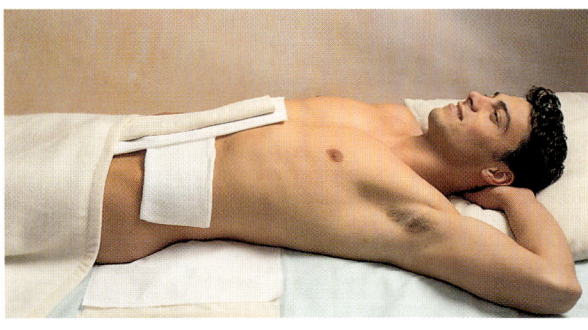

Ein feuchtwarmer Leberwickel fördert Verdauung und Entgiftung.

Nur mit Arzt ■

Ob es sich um Arm- oder Kniesguß handelt – Kneippsche Anwendungen wirken belebend und stärken das Immunsystem.

- Haut: Regen Sie die Hautdurchblutung mit Massagen und mit Sauna an.
- Schleimhäute: Entgiften Sie Ihren Körper mit der Öltherapie (unten).
- Lunge: Gehen Sie viel spazieren; holen Sie sich Anregungen zu Atemtherapie und Zilgrei (Bücher, die weiterhelfen, Seite 92).
- Seele: Erlernen Sie Entspannungstechniken wie Yoga, autogenes Training, Zilgrei, Meditation (Bücher, die weiterhelfen, Seite 92).
- Darm: Darmspülungen vor Beginn der Anti-Pilz-Behandlung; Heilerde; Homöopathika (Okuobaka D2, Diarrhel®); pflanzliche Arzneien (Myrrhinil Intest®); Heilfasten nach der pilzabtötenden Behandlung (frühestens in der neunten Woche nach der Behandlung, nur wenn keine Pilze mehr nachgewiesen werden!).
- Nieren: homöopathische und pflanzliche Arzneien.
- Leber: feucht-warme Leberwickel; homöopathische und pflanzliche Arzneien (Mariendistel).
- Haut: Kneippsche Anwendungen Güsse; Wickel; Schröpfen; Drainagen.

Die Öltherapie
Diese russische Volksmedizin wirkt entgiftend auf den gesamten Organismus. Entzündliche Prozesse, chronische Erkrankungen von Haut und Schleimhäuten, Schmerzzustände und Frauenleiden lassen sich positiv beeinflussen.
So wird's gemacht: Nehmen Sie einen halben Eßlöffel nicht behandeltes, kalt gepreßtes Sonnenblumenöl vor dem Frühstück (besser auch vor dem Mittagessen) etwa zehn Minuten in den Mund. Spülen Sie ohne

Anstrengung oder starkes Saugen die Zähne und die Mundschleimhaut. Die zunächst ölig-durchsichtige gelbe Flüssigkeit wird am Ende des Spülvorganges dünnflüssig-milchartig sein. Ist dies nicht der Fall, war die Spüldauer zu kurz.
Reinigen Sie den Mund gründlich mit Wasser und putzen Sie sich die Zähne (auch die Zunge).
Bei einsetzendem Heilungsproze ß und der damit verbundenen Aktivierung der körpereigenen Heil- und Abwehrkräfte kann es in den ersten Tagen des Ölschlürfens zu einer vorübergehenden »Erstverschlimmerung« des Krankheitszustandes kommen. Lassen Sie sich hierdurch nicht beirren – schlürfen Sie weiter.
Zur Entsorgung des Öls eignen sich kleingerissene Eierkartonbecher mit Küchenpapierfüllung. Bilden Sie aus dem Papier eine kleine Tüte, von der das Öl aufgesaugt wird.

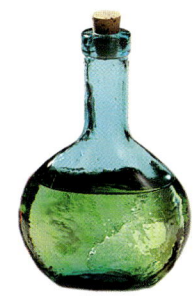

Hilft bei chronischen Haut- und Schleimhauterkrankungen

Bitte beachten Sie
Bei offenen Wunden, Tumoren oder anderen Krankheitsprozessen der Mundschleimhaut darf die Öltherapie nicht oder nur eingeschränkt angewendet werden. Fragen Sie Ihren Arzt!

Die Erholungsphase

Hegen und pflegen Sie in der nächsten Zeit bitte Ihre noch schwache Darmflora. Bedenken Sie, daß Ihr Körper und Ihr Darm sich noch in der Rekonvaleszenz befinden. Behalten Sie die Ernährungsempfehlungen der Anti-Pilz-Diät weitgehend bei. Süßigkeiten, Zucker, sehr süße Obstsorten und alkoholische Getränke sollten Sie möglichst weiterhin meiden.
Wenn Sie unter einer Nahrungsmittelallergie (Seite 33) leiden, achten Sie peinlichst darauf, daß die Allergieauslöser nicht in Ihrer Nahrung

Bitte beachten Sie
Die Anti-Pilz-Diät ist keine Abmagerungskur. Sie sollte nicht dazu geführt haben, daß Sie sich genauso ausgehungert haben wie die Pilze.
Wenn Sie also während der Therapie – ungewollt – abgenommen haben, ist es jetzt an der Zeit, Ihr Gewicht wieder auszugleichen. Aber bitte nicht mit Süßem, sondern mit Gemüse, Hirse, Buchweizen, Kartoffeln und anderen »gesunden« Lebensmitteln.
Vor allem bei Kindern ist es wichtig, daß sie ausreichend und ausgewogen ernährt werden – keinesfalls dürfen normal- oder gar untergewichtige Kinder Gewicht verlieren.

vorhanden sind, damit Ihr Darm nicht erneut geschwächt wird.
Darmspülungen sollten Sie in dieser Zeit auf keinen Fall durchführen, damit die mühsam angezüchtete Darmflora nicht gleich wieder herausgespült wird.

War die Behandlung erfolgreich?

Im Anschluß an die Akutbehandlung mit Anti-Pilz-Diät und Medikamenten müssen Sie sich leider in Geduld üben. Denn der Nachweis, daß Sie die Hefepilze aus Ihrem Darm vertrieben haben, kann frühestens sechs bis acht Wochen, nachdem das Pilz-abtötende Medikament abgesetzt wurde, aussagekräftig erbracht werden. Die Arzneien haben nämlich eventuell zurückgebliebene Hefepilzkolonien so geschwächt, ihre Vermehrungsfähigkeit derart beeinträchtigt, daß sie nur schwer nachgewiesen werden können. Würden also in einer direkt nach der Behandlung entnommenen Stuhlprobe keine Hefepilze mehr nachgewiesen, dann wäre Ihre Freude möglicherweise verfrüht, weil sich die »angeschlagenen« Pilzkolonien nach einiger Zeit wieder erholt haben und dann die alten Beschwerden verursachen.

Kontrolluntersuchung erst sechs bis acht Wochen nach der Behandlung

Auch mit einer Blutuntersuchung kann der Erfolg der Behandlung kurz nach der Akuttherapie nicht festgestellt werden, da die Antikörper noch zwei Wochen lang im Blut bleiben.

Die Kontrolluntersuchung

Wichtig ist eine Stuhluntersuchung

Sechs bis acht Wochen nach dem Ende der Nystatin-Behandlung sollte der Stuhl in einem Labor auf pathogene Hefepilze nachuntersucht werden.
Werden im Stuhl noch Hefepilze nachgewiesen, verlieren Sie bitte nicht den Mut! Hefepilze können zäh sein – Sie und Ihr Arzt aber auch. Bleiben Sie geduldig; beginnen Sie die Behandlung von neuem, nachdem Sie die Rückfallursachen (Seite 65) gefunden und möglichst beseitigt haben.
Sind im Stuhl keine Hefepilze mehr zu finden, sollten Sie sich trotzdem in der nächsten Zeit genau beobachten. Besprechen Sie mit Ihrem Arzt, ob Sie noch

weiterhin Medikamente einnehmen sollten, zum Beispiel zur Stärkung Ihres Abwehrsystems. Lassen Sie zunächst in halbjährlichen Abständen Stuhlkontrollen durchführen; wenn Sie dann völlig beschwerdefrei sind, können Sie nach einem bis eineinhalb Jahren darauf verzichten.

Checkliste bei Verdacht auf einen Rückfall

Mußten Sie Arzneimittel einnehmen, die das Pilzwachstum fördern, zum Beispiel Antibiotika, Kortison, oder nehmen Sie die Pille?
Kann Ihr Partner Sie wieder angesteckt haben?
Befinden sich in Ihrem Mund Zahnruinen, haben Sie Amalgamfüllungen oder Zahnfleischrückgang?
Könnte es sein, daß Sie unter einer noch unbekannten Allergie, zum Beispiel auf Nickel, Milch oder Weizen, leiden?
Haben Sie Ihre Ernährung, haben Sie oder andere Betreuerpersonen die Ernährung des Kindes zu locker gehandhabt?
Haben Sie während oder nach der Behandlung unter starkem Streß oder seelischen Belastungen gelitten?
Könnte es sein, daß Sie die hygienischen Maßnahmen über- oder untertrieben haben?
Könnten Zigaretten oder Alkohol etwas mit Ihrem Unwohlsein zu tun haben?
Haben Sie Ihren Körper bei der Entgiftung nicht ausreichend unterstützt?

Häufig gestellte Fragen

Zur Ernährung

Kann man nach der Akut-Behandlung von der neunten Woche an wieder alles essen?

Vollwertig ernähren — Ja, man sollte aber bei einer vollwertigen Kost bleiben und nicht in alte Gewohnheiten (mit viel Süßem) zurückfallen.

Was spricht gegen Süßstoffe?
Was Hefepilze angeht, spricht eigentlich nichts dagegen, daß Sie Ihre Speisen mit Süßstoff – Aspartam, Cyclamat oder Saccharin, nicht jedoch Sorbit oder Xylit – süßen. Aber: Die Zuckerersatzstoffe erhalten bei Ihnen den Wunsch nach Süßem. Für Ihre zukünftige Ernährung wäre es besser, Sie würden Ihren Körper von der Geschmacksrichtung »süß« entwöhnen. Der Einsatz von Süßstoffen ist aber im familiären oder Seelennotstand zu akzeptieren, zum Beispiel bei einem Kind, das auf dem Genuß einer Limonade besteht und durch nichts auf der Welt davon abzubringen ist.

Kann ich meine Speisen mit Diabetiker-Süßstoff süßen?
Nein, er enthält meist Fruchtzucker.

Dreimal täglich einen Eßlöffel Essig auf ein Glas kaltes Wasser – ein bewährtes Hausmittel.

Welchen Süßstoff kann man erhitzen?
Cyclamat.

Darf ich Diabetikermarmelade essen?
Nein, sie enhält Fruchtzucker.

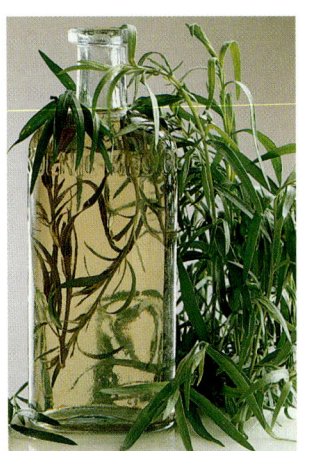

Ist Essig gut für mich?
Wenn sie darauf nicht allergisch reagieren, ja. Vor allem Apfel- und Obstessig haben eine reinigende Wirkung auf den Darm. Der tägliche Genuß einer Apfelessig-Wasser-Mischung (dreimal einen Eßlöffel Essig auf ein Glas kaltes Wasser) gilt als altes Hausmittel, das den Doktor fernhalten soll. Begründet wird dies damit, daß Essig die Körperabwehr und die Ausscheidung von Abfallstoffen aus dem Körper fördert. Außerdem lassen krankmachende Hefen, wenn Essig getrunken wird, von der Darmschleimhaut ab.

Darf ich während der Behandlung Obst essen?
Die meisten Obstsorten enthalten zuviel Fruchtzucker. Während der Anti-Pilz-Behandlung sollten Sie saure Äpfel bevorzugen. Auch Grapefruit und Zitrone dürfen Sie essen – allerdings nur in kleinen Mengen.

Obst mit wenig Fruchtzucker dürfen Sie essen.

Ich bekomme tagsüber immer wieder Hunger und bin an Zwischenmahlzeiten gewöhnt. Was mache ich während der Anti-Pilz-Diät?
Ob Sie nun unterwegs sind oder zu Hause – als problemlose Zwischenmahlzeit empfehle ich Ihnen Buttermilch.
Sie nimmt den Hunger und gehört zu den Basenbildnern; infolgedessen ist sie sehr günstig für Ihr Säure-Basen-Gleichgewicht.
Auch eine Handvoll Kürbiskerne oder Nüsse dürfen Sie zwischendurch knabbern.
Weniger geeignet sind Äpfel. Obwohl sie generell während der Behandlung erlaubt sind, essen Sie als Zwischenmahlzeit bitte auch keine sauren Äpfel, denn sie vergrößern wie alle Äpfel das Hungergefühl.

Knabbern Sie Kürbiskerne oder Nüsse.

Ich habe oft regelrechten Heißhunger auf Süßes – was soll ich während der Diät tun?
Heißhunger auf Süßes – vielen Menschen wohlbekannt – ist am zweiten Tag der Nystatin-Behandlung am schlimmsten.
Beim Absterben der Hefepilze werden Toxine (Gifte, Seite 5) frei, während der Körper gleichzeitig nach seiner »Droge« Kohlenhydrate verlangt, also nach Schokolade, Kuchen und Süßigkeiten aller Art.
Doch mit diesem Tag haben Sie wirklich das Schlimmste überstanden, und diese Gelüste hören auf.
Bleiben Sie also am zweiten Tag der Nystatin-Behandlung standhaft, trinken Sie Buttermilch und Mate-Tee – beides vertreibt den Hunger. Außerdem wird beides basisch verstoffwechselt und entgiftet den Körper.
Grüner Mate-Tee läßt sich einfach zubereiten:
Für eine Kanne Tee genügt ein Teelöffel Mate; der fertige Tee sollte heufarben sein. Im Sommer schmeckt er gut mit einem Spritzer Zitronensaft.

Buttermilch und Matetee vertreiben den lästigen Hunger zwischendurch.

Darf ich während der Behandlung von Vollwertprodukten so viel essen, wie ich mag?
Sie müssen darauf achten, mit Ihrer Ernährung nicht zu viel Kohlenhydrate aufzunehmen – essen Sie während der Behandlung vor allem kein Weißmehl und keine Weißmehlprodukte, also weder Weißbrot noch Brötchen oder Nudeln.
Wenn Sie Vollkornprodukten den Vorzug geben und beispielsweise anstelle von poliertem Reis Vollkornreis oder – noch besser – Hirse, essen, müssen Sie darauf achten, daß Sie diese Vollkornprodukte, ob Vollkornbrot, Vollreis oder Müsli, nicht in unbegrenzter Menge zu sich nehmen.

Auch Vollwertprodukte sollten Sie nicht in unbegrenzter Menge essen.

Welches Gemüse ist am gesündesten während der Anti-Pilz-Diät?
Ich habe Ihnen die Gemüsesorten zusammengestellt, die Sie während der Diät essen sollten (Seite 49). Besonders gut allerdings ist für Candida-Patienten Weißkohl. Er enthält Senföle, die das Wachstum von Pilzen und Bakterien hemmen und unsere körpereigenen Abwehrkräfte stärken.
Sie können frischen Kohl fein raspeln und als Krautsalat zubereiten, Sie können das milchsauer vergorene Sauerkraut essen; es ist vitamin- und mineralstoffreich.
Sauerkraut hat einen weiteren großen Vorteil: Seine Fasern wirken im Darm wie kleine Bürsten, die ihn von den lästigen Hefepilzen befreien.

Essen Sie Weißkohl in jeder Zubereitung, als Gemüse, Salat, Sauerkraut – mit seinen Senfölen stärkt er die Abwehrkräfte.

Was tun bei einem Diät-Fehler?
In den ersten Tagen der Behandlung mit Nystatin dürfen wirklich keine Diät-Fehler passieren. Schon ein kleines Stück Kuchen kann den Erfolg der Behandlung gefährden.
Sollten Sie nach ein/zwei Wochen mal einen Diät-Fehler gemacht haben, helfen Ihnen Weiß- und Spitzkohl, kurz gedünstet oder als Salat, frisches Sauerkraut, roh oder gekocht, außerdem Buttermilch und Naturjoghurt mit lebenden Kulturen. Vor allem sollten Sie tagsüber immer mal wieder essen – aber bitte nicht zuviel. Besonders zurückhaltend sollten Sie aber mit allen Kohlenhydraten sein.

Darf ich Fleisch essen?
Ja, im Rahmen der Anti-Pilz-Diät dürfen Sie Fleisch essen, jedoch ist heute wohl generell bei Rind- und Schweinefleisch sowie Fleischprodukten wie Wurst, Schinken und Salami Vorsicht angebracht.
Fleisch von Lamm, Wild und Geflügel dürfen Sie zu sich nehmen – allerdings nicht so häufig und in solchen Mengen, daß es in Ihrer Ernährung die Hauptrolle spielt.

Kein Schweinefleisch

Wie lange muß ich die Anti-Pilz-Diät einhalten?
Zunächst einmal ist wichtig, daß Ihnen Ihre Diät schmeckt – sie sollte Ihren Bedürfnissen und Vorlieben entsprechen. Niemals dürfen Sie das Gefühl haben, Verzicht zu leisten! Bereiten Sie sich Ihre Mahlzeiten so schmackhaft zu wie irgend möglich – so läßt sich die Diät lange einhalten.
Damit Ihre Behandlung von dauerhaftem Erfolg gekrönt ist, und Sie wirklich von den lästigen, krankmachenden Darmpilzen befreit sind, sollten Sie die Diät während der medikamentösen Behandlung von normalerweise zwei bis drei Wochen strikt und in den folgenden Wochen weitgehend einhalten.
Erst wenn die gesunde Darmflora wieder aufgebaut ist und sich stabilisiert hat, so daß sie einen erneuten Angriff der Hefepilze abwehren kann, dürfen Sie hin und wieder Gewohntes essen. Bitte halten Sie sich aber etwa ein halbes Jahr an die Grundregeln der Anti-Pilz-Diät – an die vollwertige Ernährung.
Ich erlebe es oft, daß Patienten sich so sehr an diese Ernährung gewöhnt haben, daß sie nicht wieder in alte, weniger gesunde Gewohnheiten zurückfallen – zumal sie sich mit einer vollwertigen Ernährung sehr viel aktiver und wohler fühlen.

Wichtig: Ihre Diät muß Ihnen schmecken!

Darf ich Hefen essen?
Prinzipiell ja, da sich Hefepilze gegenseitig nicht beeinflussen – allerdings dürfen Sie nicht allergisch oder kreuzallergisch auf Hefepilze reagieren, gleichgültig, ob es sich um Bäcker-, Würz-, Bierhefen oder Hefen in Vitaminpräparaten oder Nahrungsmittelzubereitungen wie Gemüsebrühe oder Brotaufstrich handelt. Verzichten müssen Sie dann auch auf vergorene

Kreuzallergie: Oft reagieren Patienten mit einer Allergie gegen krankmachende Hefepilze auch auf andere Hefepilzarten überempfindlich.

Lebensmittel wie Essig, Wein und Bier und wegen des Essiganteils auch auf Senf.

Muß ich wirklich das Rauchen aufgeben?
Ja. Meiner Erfahrung nach gelingt eine Mykosetherapie bei mehr als drei bis fünf Zigaretten täglich nicht.

Zur Diagnose
Was ist, wenn die Stuhlprobe kein Ergebnis gebracht hat, aber viele Symptome auf eine Hefepilzinfektion hinweisen?
Für den Fall, daß die Erreger mit einer normalen Stuhlprobe nicht nachgewiesen werden können, gibt es den Provokationstest, bei dem die Hefepilze regelrecht gefüttert werden. Über die Anwendung muß der Arzt entscheiden, denn bei allergischen Reaktionen auf Candida albicans oder Obstessig, bei Asthma und Diabetes können sich die Beschwerden dramatisch verschlimmern.

Den Provokationstest nur unter ärtzlicher Aufsicht

Zur Therapie
Wie finde ich einen geeigneten Therapeuten?
Sie brauchen einen Therapeuten in der Nähe Ihres Wohnortes, denn die ganzheitliche Grundbehandlung erfordert eine intensive Kommunikation zwischen Arzt und Patient. Wenn nicht Ihr Hausarzt sich Ihrer annimmt, nennt er Ihnen vielleicht einen Kollegen, der Pilzinfektionen behandelt. Wenn Sie lieber selber suchen wollen: Nehmen Sie das Branchenfernsprechbuch zu Hilfe und erkundigen sich bei Praxen für Naturheilverfahren, ob dort Pilztherapien durchgeführt werden. Vielleicht schreiben Sie auch an die Deutsche Candida Hilfe e. V. (Seite 90).

Muß vor der Behandlung das ganze Amalgam aus dem Mund?
Schön wäre es. Manchmal ist aus zahntechnischen oder Kosten-Gründen eine sofortige Sanierung nicht möglich. Steht bei Kindern der Zahnwechsel kurz bevor, kann abgewartet werden. Haben Sie nur einzelne Füllungen, die jünger als zehn Jahre sind, können Sie ebenfalls abwarten. Besteht eine Amalgamallergie, muß saniert werden.

Bei Amalgam-Allergie sofort sanieren lassen

Worauf ist bei der Amalgamsanierung zu achten?
Durch eine schonende Bohrung sollte so wenig Schwermetall wie möglich in den Organismus gelangen. Der Zahnarzt sollte einen »Kofferdamm« benützen. Dabei wird ein Latexstück über die Zähne gespannt und so das Zahnfleisch geschützt. Zusätzlich sollte medikamentös ausgeleitet werden mit homöopathischen (Tox ex®-Tropfen) oder mit chemischen Komplexbildnern (Dimaval®).

Kann sich die Darmflora vollständig erholen?
Ja, wenn man ihr ein wenig Zeit läßt.

Was kann ich tun, wenn ich doch mal Arzneimittel wie Antibiotika brauche?
Sie sollten darauf achten, daß sich die Darmflora schnellstmöglich regeneriert. Essen Sie in der Zeit wenig Süßes – am besten Anti-Pilz-Diät – viel Joghurt mit lebenden Kulturen und nehmen Sie etwa 14 Tage über die Antibiotikagabe hinaus Bierhefetabletten ein (Apotheke, Reformhaus).

Kann es zu Neuinfektionen kommen, wenn die Behandlung abgeschlossen und die Darmflora aufgebaut ist?
Wenn die Darmflora wieder intakt ist und Ihr Immunsystem sich regeneriert hat, schützt sich der Körper recht gut vor krankmachenden Hefen. Trotzdem sollte man darauf bedacht sein, Ansteckungsmöglichkeiten zu meiden und sich gesund zu ernähren.

Sind Menschen, die eine Pilzinfektion hatten, künftig stärker gefährdet, erneut zu erkranken?
Nicht unbedingt – vorausgesetzt, der Köper hat sich gut regeneriert.
Falls aber eine Grunderkrankung vorliegt, zum Beispiel Krebs, Aids oder Allergien, sollte man seinen Körper stets beobachten, um gegebenenfalls möglichst bald eine erneute Therapie einzuleiten.

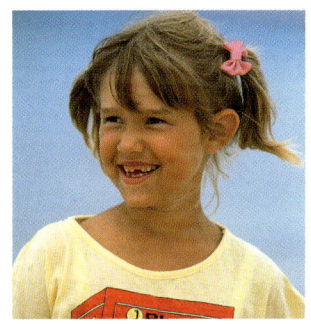

Kindern sollten nicht kurz vor dem Zahnwechsel Amalgamfüllungen herausgenommen werden – abwarten ist in diesem Fall richtiger.

Weiterhin gesund ernähren

Vorbeugung

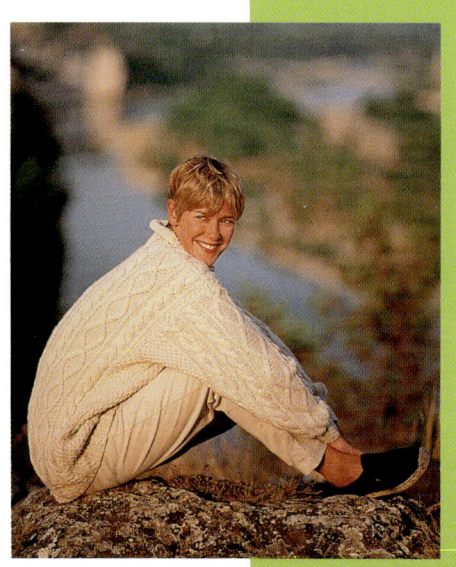

Candida-Infektionen sind vermeidbar. Mit etwas Unterstützung wappnen Sie Ihren Körper vor einer neuerlichen Infektion mit Hefepilzen.
Lernen Sie, auf Ihren Körper zu hören, ihn zu verstehen. Durch einfache Grundregeln bei der Ernährung helfen Sie Ihrem Organismus, seinen mannigfaltigen Aufgaben besser nachzukommen.
Wenn Sie ihn mit Wohlwollen pflegen, geben Sie auch Ihrer Seele Streicheleinheiten. Und bei leichten Erkrankungen helfen meist schon kleine Hilfestellungen mit natürlichen Heilmitteln, die den Körper nicht belasten.

Tips für eine gesunde Lebensführung

Wenn Sie einmal eine Hefepilzinfektion und die aufwendige und zuweilen auch anstrengende Behandlung durchgemacht haben, werden Sie bestrebt sein, eine erneute Erkrankung zu vermeiden.
An erster Stelle stehen Hygienemaßnahmen, durch die Sie verhindern können, daß Sie mit zu vielen pathogenen Hefepilzen in Berührung kommen.
Die Widerstandskraft Ihres Körpers können Sie durch eine gesunde Ernährung, durch ausreichende Sauerstoffzufuhr und durch eine ausgeglichene Lebensführung so weit stärken, daß Sie durch Hefepilze nicht mehr gefährdet sind.
Die naturgemäße Behandlung von Krankheiten beugt ebenfalls einer Abschwächung des Abwehrsystems vor.

Gesunde Ernährung und Hygiene sind am wichtigsten.

Die richtige Ernährung

Wahrscheinlich ist Ihnen durch die Anti-Pilz-Diät eine vollwertige Ernährung fast schon zur Gewohnheit geworden. Bleiben Sie dabei!
Hastige Zubereitung und hastiger Verzehr sollten der Vergangenheit angehören. Genießen Sie weiterhin Ihre Mahlzeiten – Ihr Darm wird es Ihnen danken.

Weiterhin Vollwertkost

So sollte Ihre Ernährung aussehen
- zucker- und kohlenhydratreduziert
- mineralstoff- und vitaminreich
- reich an lebenswichtigen Stoffen wie Eiweißen, ungesättigten Fettsäuren, verdauungsfördernden ätherischen Ölen oder Kräutern
- reich an Ballaststoffen
- gut verdaulich zubereitet, eventuell nach den Regeln der Trennkost kombiniert (Seite 55)
- im Säure-Basen-Haushalt ausgeglichen (Seite 75)
- frei von persönlichen Allergieauslösern
- schmackhaft, abwechslungsreich, Ihren persönlichen Vorlieben angepaßt

Achten Sie auf Allergene

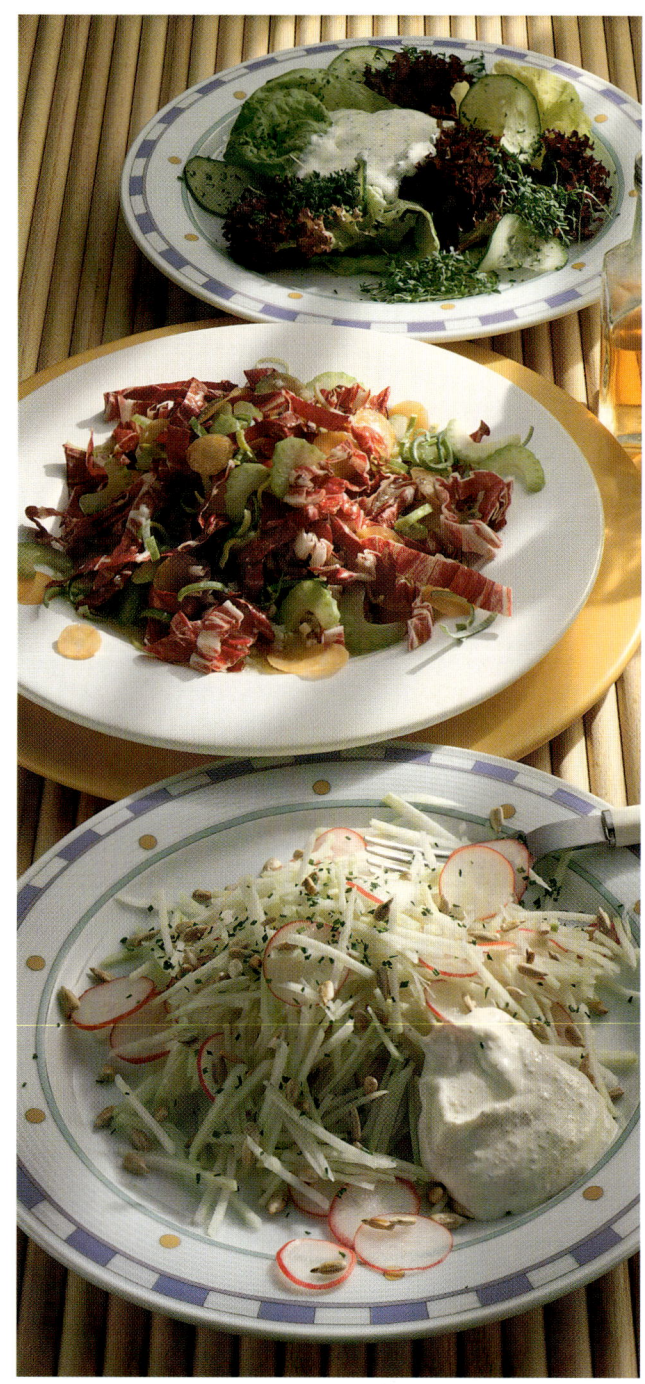

Trennkost – Anregungen für Salate:
Bunter Blattsalat (oben): Das Auge ißt mit! Mischen Sie rote Salatblätter, zum Beispiel Lollo Rosso oder Radicchio, unter Ihren grünen Salat und geben eine Gurke und Kresse dazu.
Gemüse-Salat (Mitte): Haben Sie schon mal einen Salat aus Möhren, Staudensellerie, Radicchio und Lauch probiert? Schmeckt herrlich.
Kohlrabi-Radieschen-Salat (unten): Eine leckere Abwechslung ist ein Salat aus geraspelten Kohlrabis und in Streifen geschnittenen Radieschen. Machen Sie sich dazu ein Dressing aus Buttermilch und kaltgepreßtem Öl mit weißem Pfeffer und Jodsalz.

Den Säure-Basen-Haushalt im Gleichgewicht halten

Damit im menschlichen Organismus die Stoffwechselvorgänge reibungslos ablaufen können, muß in den Körperflüssigkeiten ständig ein Gleichgewicht zwischen Säuren und Basen bestehen. Durch einen komplizierten Regelmechanismus wird ein gleichmäßiger Säuregrad (pH 7,4) gehalten.

Einen wichtigen Einfluß auf den Säure-Basen-Haushalt hat die Ernährung. Das heißt nicht, daß eine Zitrone Ihr Blut säuert oder Zucker es basisch oder süß macht. Es kommt darauf an, wie der Körper das Lebensmittel verarbeitet.

Wenig Säurebildner, viel Basenbildner

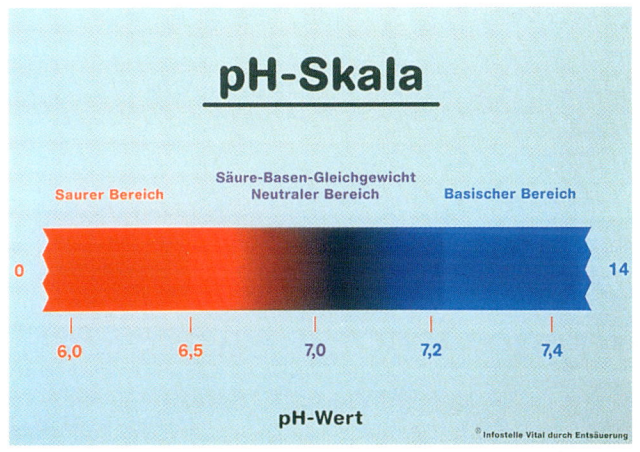

Sie können Ihren pH-Wert mit Ihrer Ernährung wesentlich beeinflussen. Sorgen Sie für einen möglichst gleichmäßigen Säuregrad von pH 7,4.

Viele Erkrankungen werden in der Naturheilkunde mit einem gestörten Säure-Basen-Haushalt in Verbindung gebracht, zum Beispiel Rheuma, Neurodermitis, Bindegewebserkrankungen, Osteoporose und Allergien. Doch schon bevor eine schwere Erkrankung auftritt, gibt der Körper »Signale« – Zeichen der Übersäuerung. Einige sind dieselben, wie sie auch bei einer Infektion mit Hefepilzen auftreten.

Die auf Seite 76 (»Kurzcheck zur Säure-Basen-Balance«) zusammengestellten Beschwerden werden mit einer chronischen Übersäuerung in Zusammenhang gebracht.

Kurzcheck zur Säure-Basen-Balance

Hefepilzerkrankungen in Mund oder Magen-Darm-Trakt

geschwächtes Immunsystem, ständige Erkältungskrankheiten oder anhaltende Infektionen

Migräne

brüchige Nägel oder ständiger Nagelpilz

brüchige, stumpfe Haare oder Haarausfall

blasse und fahle Haut, chronische Hautentzündungen oder Hauteiterungen

chronisches Hautjucken oder Hautquaddeln

Karies, Parodontitis oder chronisches Zahnfleischbluten

Verdauungsstörungen mit Darmträgheit oder chronische Darmreizungen mit Blähungen

Füße und/oder Hände ständig kalt

Muskelverhärtungen oder Verspannungen, vor allem im Bereich der Nacken-, Schulter- und Rückenmuskulatur

leichte Reizbarkeit und Ermüdbarkeit, Antriebslosigkeit

hohe Schmerzempfindlichkeit der Haut

Wenn Beschwerden, die in der Checkliste aufgeführt sind, bei Ihnen auftreten, sollten Sie einen Urin-pH-Test machen: einen Tag lang vor und nach jeder Mahlzeit (Seite 77). Das Ergebnis besprechen Sie mit dem Arzt.

Was Sie noch wissen sollten
Basenmischungen aus dem Reformhaus (Basica, Basenpulver von Flügge) helfen, das Säure-Basen-Gleichgewicht herzustellen. Wenden Sie diese Präparate – nach Rücksprache mit Ihrem Arzt – aber immer nur kurzfristig an; die Ernährung allein kann und soll zum Ausgleich führen.

Säurebildende Lebensmittel
Zucker aller Art, tierische Eiweiße wie Fleisch, Fisch, Milch, Eier und Meeresfrüchte, Backhefen, Hülsenfrüchte, Getreide wie Gerste, Hafer, Mais, Reis und Dinkel, Früchte mit hohem Zuckergehalt wie Bananen, Weintrauben und Mirabellen.

Die richtige Ernährung 77

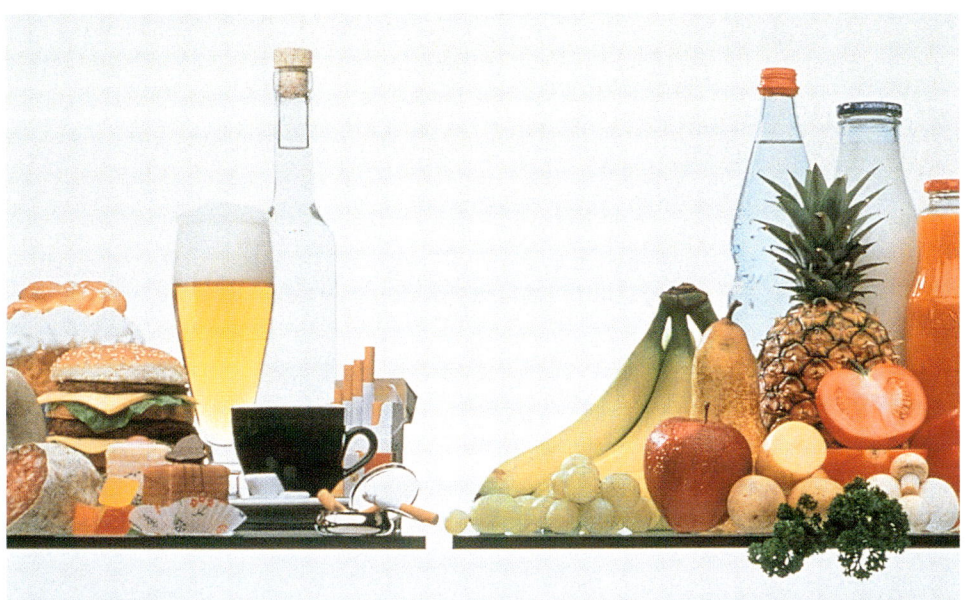

Basenbildende Lebensmittel
Alle Gemüse und Salate, Sprossen und Keimlinge, Buchweizen, Amaranth, Algen, vor allem Spirulina, Speisepilze, Aprikosen, Mangos, Feigen, Hagebutten, Papayas, Äpfel und Zitrusfrüchte.
Sie benötigen viele Basen- und wenig Säurebildner in Ihrer Nahrung, um die optimale Säure-Basen-Mischung in Ihren Körperflüssigkeiten zu erreichen. Die basenbildenden Nahrungsmittel sollten mit etwa 80 Prozent den größten Teil der Nahrung ausmachen, säurebildende Nahrungsmittel hingegen nur etwa 20 Prozent.

Was tun bei Übersäuerung ?
Während eine kurzfristige Übersäuerung nicht schadet, fördern lang anhaltende, schleichende Übersäuerungszustände alle möglichen Krankheiten.
Um dies zu verhindern, sollten Sie von Zeit zu Zeit Ihren pH-Wert kontrollieren.
Dazu brauchen Sie einen Teststreifen (Apotheke) – Meßbereich von 5,0 pH bis 8,0 –, mit dem Sie mehrmals täglich den pH-Wert Ihres Urins messen (genaue Anleitungen finden Sie im Beipackzettel).

Säure- und basenbildende Lebensmittel: Zu den Säurebildnern gehören zum Beispiel Kaffee, Bier, Fast food, zu den Basenbildnern Mineralwasser und Obst.

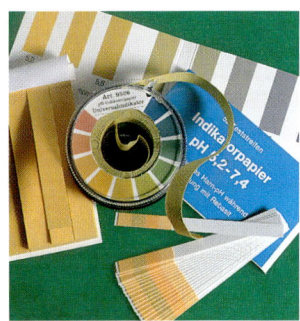

Mit diesen Teststreifen können Sie kontrollieren, ob Ihr Säure-Basen-Haushalt im Gleichgewicht ist.

Schwankungen zwischen pH 5,0 und 8,0 liegen im Bereich der Norm. Eine halbe Stunde nach den Mahlzeiten sollten die Werte sich jedoch 7,4 annähern oder diesen Wert überschreiten. Denn dies ist ein Zeichen dafür, daß Ihre Ernährung ausgeglichen war.
Stellen Sie jedoch immer wieder abweichende Werte fest, können Sie in eigener Verantwortung etwas dagegen unternehmen:
Stellen Sie Ihre Ernährung um, denken Sie über Ihre Lebensgewohnheiten nach, bewegen Sie sich ein bißchen mehr und versuchen Sie, seelische Belastungen jeglicher Art zu meiden.

Die Ernährung umstellen
Stellen Sie Ihre Ernährung um auf betont basische Kost (Seite 77). Kontrollieren Sie Ihren pH-Wert regelmäßig, und zwar mehrere Male täglich.

Gelassen bleiben
Da zu einem ausgeglichenen Säure-Basen-Haushalt, wie gesagt, auch seelisches Wohlbefinden beiträgt, sollten Sie in einer stillen Stunde überlegen, was wohl zu Ihrem Unbehagen oder dem Gefühl der Überlastung beitragen könnte. Vielleicht läßt sich das eine oder andere ohne große Mühen ändern.
Auch Entspannungsmethoden helfen, zur Ruhe zu kommen und gelassen zu werden, zum Beispiel Yoga, autogenes Training, Muskelentspannung nach Jacobson, Tai Chi, Qi Gong, Meditation. Versuchen Sie doch herauszufinden, ob die Volkshochschule in Ihrer Nähe Kurse gibt.

Bewegung nicht vergessen
Auch wenn Sie sich ausreichend bewegen, tun Sie etwas, um eine Übersäuerung des Stoffwechsels zu verhindern.

Ruhe und Bewegung im Wechsel – das verhilft uns allen zu Ausgeglichenheit im Alltag.

Ausreichende Bewegung bedeutet nicht allein, keine Rolltreppe mehr zu benutzen und stattdessen Treppen zu steigen. Gemeint ist vielmehr, daß Sie dreimal in der Woche flotte Spaziergänge machen, zum Schwimmen gehen, Fahrrad fahren oder leichte Gymnastik betreiben. Auf diese Weise bringen Sie Kreislauf und Stoffwechsel in Schwung.

Wer mehr über den Säure-Basen-Haushalt erfahren möchte, kann sich im GU Ratgeber »Säure-Basen-Balance« (Seite 92) informieren.

Allergenfreie Kost

Wenn der Arzt bei Ihnen eine Nahrungsmittelallergie entdeckt hat, sollten Sie unbedingt auf Lebensmittel verzichten, die den Ihnen bekannten Allergieauslöser enthalten.
Die häufigsten Allergene in unserer Nahrung sind
- **Milcheiweiß,** enthalten in Joghurt, Käse, Pudding, Eis, Butter, Sahne sowie Milch als Bestandteil von Pfannkuchen, Kartoffelpüree, Mayonnaisen, Soßen, Ketchup, Backwaren, Schokoladen, Streichschokoladen, Süßwaren und Wurstprodukte.
- **Nickel,** als natürlicher Bestandteil in Sojabohnen, Kakaopulver, Pekannüssen, Cashewkernen, Schokoladen, schwarzem Tee, Hafer- und Roggenkörnern, weißen Bohnen, Erbsen, Linsen und Rinderleber.
- **Schimmelpilze;** meiden Sie möglichst Nüsse, Honig, Würzmischungen, Trockenkräuter, gelagertes Obst und Obsterzeugnisse, zum Beispiel Obstessig, Gemüseerzeugnisse sowie fertige Müslizubereitungen, Sprossen und Keimlinge, Schimmelkäse, gelagertes Brot und diverse alkoholische Getränke, zum Beispiel die meisten Weine und Produkte aus Wein.
- **Konservierungsmittel** wie Benzoesäure und Acetylsalicylsäure. Meiden Sie auch Arzneimittel, die diese Substanzen enthalten (Beipackzettel). Natürlicherweise sind diese Stoffe enthalten in: Mandeln, Ananas, Steinobst, Beeren, Dill, Gurken, Minzen, Pfeffer, Nelken, Anis, Curry, Paprikapulver, Rosmarin, Salbei, Thymian, Zimt und Naturhonig.
- Weitere besonders häufige Allergieauslöser: Mandeln, Haselnüsse, Äpfel, Kiwis, Zitrusfrüchte, Weintrauben, Sellerie, Tees und Teemischungen (Pfefferminze, Kamille, Fenchel), Roggen, Weizen, Eier und Schweinefleisch. Bei besonders starken Überempfindlichkeitsreaktionen können fast alle Obstsorten zu körperlichen Schwierigkeiten führen – erlaubt sind dann nur süße Äpfel, Granatäpfel, Papayas, Birnen, Bananen und Wassermelonen.

Nicht jeder Allergiker muß auf alle aufgezählten Lebensmittel verzichten. Es sind in der Regel nur einige Lebensmittel, die bei einem Menschen allergische Reaktionen auslösen.

Grundsätzlich können alle Lebensmittel, die Sie aufbewahren, mit Schimmelpilzen gespickt sein.

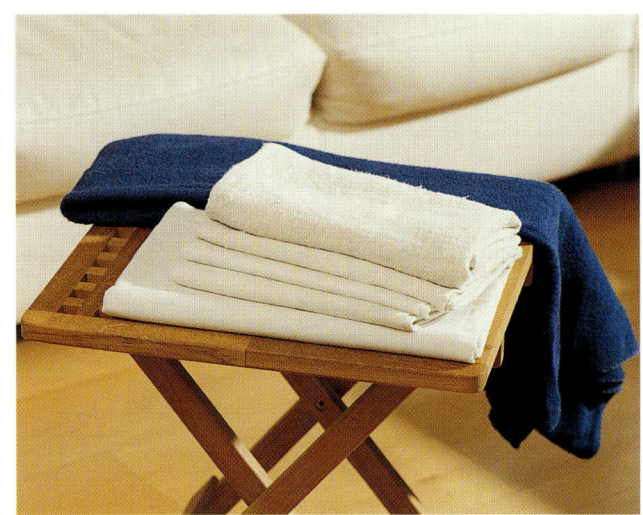

Handtücher immer bei 60 °C waschen und nach Benutzung gut trocknen, damit sich keine Hefepilze ansiedeln können.

Die tägliche Hygiene

Pilze breiten sich vorwiegend in feuchtem und warmem Milieu aus. Also machen Sie es Ihnen heiß (über 60 °C) oder kalt (unter 8 °C) und trocken. Sie brauchen dazu keine »chemischen Keule«, natürliche Mittel wie Sonnenbestrahlung, mechanischer Abrieb oder Luft reichen meist völlig.

Körperpflege

Sorgfältig reinigen

Zur Pflege Ihres Körpers sind pH-neutrale, nicht konservierte, parfümfreie Seifen oder Flüssigseifen empfehlenswert. Reinigen Sie damit alle Falten und Fältchen – Geschlechtsorgane nicht vergessen! Am besten nehmen Sie zum Waschen keinen Waschlappen, sondern die Hände.

Waschen Sie sich nicht zu häufig, sonst zerstören Sie im Übereifer die guten Bakterien, die die natürliche Schutzschicht Ihrer Haut und Ihrer Schleimhäute bilden.

Beinahe wichtiger ist das Abtrocknen mit frischen, über 60 °C gewaschenen Handtüchern.

Immer gut abtrocknen

Damit Ihre Haut auch in den engsten Fältchen trocken wird, benutzen Sie notfalls zwischen den Zehen, am Nabel, im Analbereich, in und hinter den Ohren einen Fön.

Halten Sie die Fingernägel kurz und sauber, und vergessen Sie nicht, Ihre alte Nagelbürste durch eine neue zu ersetzen. Sie kann wie Zahnbürsten durch Überalterung und Dauerfeuchte zu einer wahren »Pilzschleuder« werden, die den Krankheitserreger in der ganzen Familie herumreicht.

Monatshygiene

Frauen sollten während ihrer Regelblutung häufig die Binden wechseln, um den Scheidenbereich so trocken wie möglich zu halten. Verwenden Sie viel Wasser und wenig pH-neutrale Seife zum Waschen dieser empfindlichen Region, schon gar keine desinfizierenden, stark parfümierten Waschlotionen.

Tampons sollten Sie bei Hefepilzerkrankungen nicht verwenden, weil das Blut nicht ausreichend abfließen kann. Tragen Sie keine eng anliegenden Hosen.

Viel Wasser und wenig pH-neutrale Seife – das reicht zum Waschen. Auf keinen Fall stark parfümierte Waschlotionen verwenden!

Vaginalhygiene

In der Schwangerschaft, nach Anwendung schaumbildender Verhütungszäpfchen und nach einem Schwimmbadbesuch kann das gesunde Scheidenmilieu (Seite 7) gestört sein. Spülen Sie die Scheide kräftig mit der Dusche.

Nach Rücksprache mit Ihrem Arzt können Sie sie mit neuen schützenden Lactobazillen versorgen, die in Form von Vaginalkapseln (zum Beispiel Vagiflor®) erhältlich sind.

Brusthygiene beim Stillen

Stillende Mütter sollten die Brust nicht in einem Büstenhalter mit hohem Synthetikanteil einzwängen, der durch austretende warme Milch eine Brutstätte für Hefepilze ist. Spülen Sie die Brust mit viel Wasser, dem Sie etwas dreiprozentigen Wasserstoffperoxyd (H_2O_2) (drei Viertel Wasser, ein Viertel H_2O_2) zugeben können. Befragen Sie dazu die Hebamme oder Ihren Arzt. Desinfizierende Brustsalben schädigen die Mundflora des Säuglings; sie sollten somit in der täglichen Pflege nicht angewandt werden.

Übrigens: Auf wunde Hautstellen Ihres Säuglings können Sie vorsichtig Muttermilch auftragen – sie heilt wunderbar.

Vorsicht bei desinfizierenden Brustsalben!

Babypflege

Einmalwindeln mit ihrer Plastikhülle und der darin eingepackte warme Kinderpo sind einem Pilzbrutschrank gleichzusetzen.
Wickeln Sie häufig und seien Sie mit Pflegemitteln, Creme und Öl sparsam.
Trocknen Sie die Haut nach dem Bad ausgiebig, vielleicht mit einem warmen – nicht heißen! – Luftstrom aus dem Fön.
Weil beim Neugeborenen und beim Säugling die schützende Mundflora noch nicht ausreichend entwickelt ist, sollten Sie beim Wickeln darauf achten, daß das Kind nicht mit den Fingerchen Hefepilze vom Po in den Mund überträgt.
Mit desinfizierenden Schnullertinkturen können Sie der Mundflora Ihres Säuglings schaden. Kochen Sie die Schnuller regelmäßig aus, Sie können sie auch in einem Metallsieb eine Viertelstunde lang über kochendem Wasser indirekt reinigen.

Zahnpflege

Wechseln Sie die Zahnbürste oder den Zahnbürstenkopf alle zwei bis drei Wochen. Bewahren Sie die Bürsten hell und luftig auf, immer mit dem Kopf nach oben.
Geben Sie Ihrer gesunden Mundflora eine Chance und verwenden Sie Zahnsalz oder Zahnpasta ohne chemische Zusätze. Zahnseide hilft, die Zahnzwischenräume zu säubern.
Öl-Schlürfen (Seite 62) vertreibt zahnsteinproduzierende Bakterien.
Mundspülungen mit Pflanzenextrakten aus Salbei, Kamille, Teebaumöl, Pfefferminz und Myrrhe helfen im Kampf gegen Bakterien und Hefepilze.
Zahnspangen und -prothesen bedürfen regelmäßiger intensiver Pflege.

Anti-Pilz-Mund-Spülung:
- Kamilleextrakt 5,0
- Myrrhetinktur 2,5
- Arnikatinktur 2,5
- Salbeitinktur 5,0
- Ratanhiatinktur 5,0
- Teebaumöl 1,5
- Pfefferminzöl 0,5

Einige Tropfen in ein Glas Wasser, 2- bis 3mal täglich spülen

Haarpflege

Verwenden Sie milde, hautfreundliche Haarshampoos. Trocknen Sie die Haare nach dem Waschen gründlich, vor allem am Haaransatz. Fönen Sie bei dichtem, langem Haar die Nackenregion besonders ausgiebig. Familienhaarbürsten sind ebenso unhygienisch wie Nagel- oder Zahnbürsten für alle.
Wählen Sie eine Bürste mit Naturborsten, oder, besser noch, mit Holzstiften und Holzgriff. Lagern Sie sie, von Haarrückständen befreit, luftig und trocken, nicht in einer Schublade im Badezimmer.

Die Haare vor allem im Nacken gut fönen!

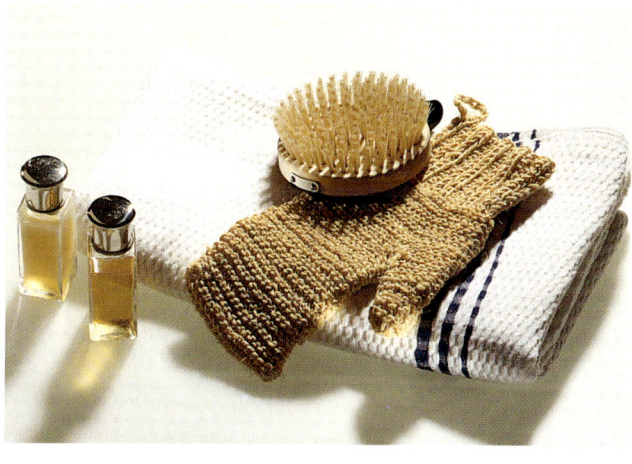

Achten Sie peinlich auf Sauberkeit Ihrer Bade-Utensilien. Kaufen Sie möglichst nur Dinge, die Sie heiß waschen können.

Hygiene in Bad, Dusche und Toilette

Besser als Badteppiche, die Hefepilzen in den Fasern eine gute Lebensgrundlage bieten, sind heiß waschbare Handtücher.
Das schlimmste Übel im Bad sind Gummi-Matten; unter ihnen wuchern die Hefepilze förmlich. Können Sie aus Sicherheitsgründen nicht auf sie verzichten, hängen Sie sie nach dem Bad zum Trocknen auf.
Sitze auf öffentlichen Toiletten sind gefährliche Hefepilzüberträger. Besorgen Sie sich im Handel erhältliche Papierauflagen, die Sie auf Reisen benutzen.

Anti-Rutsch-Matten gut trocknen

Wäschepflege

Tragen Sie auf der Haut möglichst nur Wäsche aus Baumwolle, die Sie bei mindestens 60 °C waschen können. In Stoffen, die bei niedrigeren Temperaturen

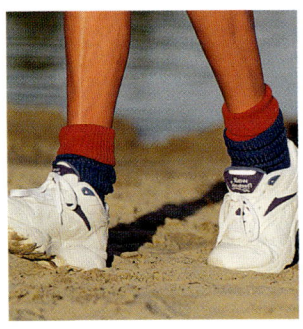

Schuhe nie ohne Strümpfe tragen; kaufen Sie Baumwollstrümpfe, die Sie waschen können.

Nur mit Arzt!

Nur bei schweren Erkrankungen

gewaschen werden müssen, überleben Hefepilze. Besonders häufige Hefepilzüberträger unter den Kleidungsstücken sind Dessous, die meist wegen des Synthetikanteils nicht gekocht werden können, Turnschuhe, ohne Socken benutzte Hausschuhe und Socken mit hohem Synthetikanteil.
Badezeug sollte sofort nach dem Schwimmen gut ausgewaschen werden.
Tragen Sie Turnschuhe nicht ohne Socken und lüften Sie sie nach dem Sport aus. Ziehen Sie im Winter unter Wollstrümpfe dünne, heiß waschbare Baumwollstrümpfe.

Die Sauerstofftherapie

Wenn Sie Ihren Körper zusätzlich stärken wollen, damit er Angriffen von Krankheitserregern gewachsen ist, geben Sie ihm Sauerstoff. Bewegen Sie sich viel im Freien. Neueste Forschungen scheinen zu bestätigen, daß die bessere Sauerstoffversorgung bei Hefepilz-Infizierten die Rehabilitation deutlich verkürzt.
Bei schwerem Sauerstoffmangel allerdings müssen Sie einen Therapeuten zu Rate ziehen. Er wird bestimmen, ob eine Sauerstofftherapie in Frage kommt.

Sauerstoff-Mehrschritt-Therapie
Sauerstoffgaben werden durch einen speziellen Mineralstoff-Cocktail und viel Bewegung ergänzt. Das lindert die Folgen von Sauerstoffmangel wie Gehirnleistungsstörungen oder Schmerzen durch die arterielle Verschlußkrankheit. Das Abwehrsystem wird gestärkt, der Körper für Infekte deutlich weniger anfällig.

Sauerstoff-Langzeit-Inhalationstherapie
Kann der Körper seinen Sauerstoffbedarf wegen einer Erkrankung an der Lunge oder am Herzen nicht decken, ist es möglich, dem Betroffenen mit einem transportablen Gerät dauernd Sauerstoff zuzuführen. So können Beschwerden gelindert, aber vor allem Folgeschäden verhindert werden.

Hämatogene Oxydationstherapie (HOT)
Dem Patienten wird Blut entnommen, mit Sauerstoff angereichert, mit UV-Licht bestrahlt und wieder in die Vene zurückgegeben. So gelangt der Sauerstoff über die Blutbahn direkt in die bedürftigen Gewebe und erhöht ihre Widerstandskraft Krankheitserregern gegenüber.

Zur Stärkung der Abwehrkräfte

Naturgemäße Behandlung leichter Erkrankungen

Nicht jede Grippe, nicht jeder Schnupfen, Husten oder Fieberanfall muß sofort mit Antibiotika behandelt werden. Zur Behandlung leichter Infekte gibt es eine Reihe natürlicher Mittel wie Wickel oder Auflagen, Tees, pflanzliche und homöopathische Arzneien, die als Hausmittel eingesetzt werden können.

Bitte beachten Sie
Bei Fieber bitte Bettruhe einhalten! Bleibt Fieber länger als zwei Tage bestehen, steigt es bedrohlich an oder treten zusätzlich Schmerzen auf, rufen Sie den Arzt!

Brustwickel bei Fieber
Ein Handtuch mit lauwarmem Wasser befeuchten und um die Brust des Kranken wickeln. Mit einem trockenen Handtuch abdecken, das befestigt werden muß. Den Wickel abnehmen, wenn er gut durchwärmt ist (das ist nach etwa 45 Minuten der Fall), oder wenn der Kranke friert.

Wickel und Auflagen sofort entfernen, wenn sie als unangenehm empfunden werden.

Wadenwickel gegen Fieber
Ein Leinentuch in kühles Wasser tauchen, auswringen und straff um einen Unterschenkel des Kindes wickeln. Darüber ein trockenes Wolltuch legen und befestigen. Dasselbe mit dem anderen Unterschenkel. Fünf Minuten genügen. Der Wickel kann mehrmals wiederholt werden, bis das Fieber sinkt.

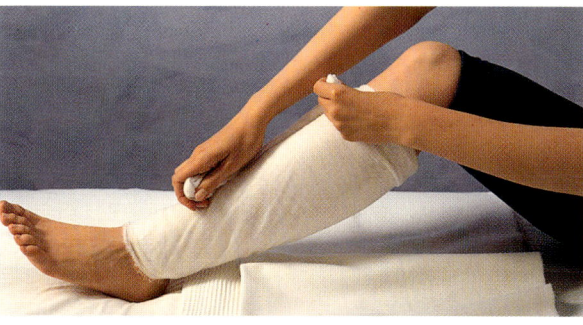

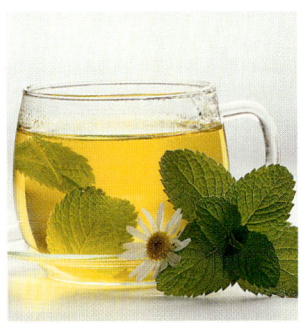

Es gibt viele Tees und Teemischungen, die bei Erkältung und leichtem Fieber helfen.

Tee bei Fieber
Lindenblüten- und Holunderblütentee oder Lindenblütentee mit Holundersaft wirken lindernd bei leichtem Fieber. Zubereitung und Dosierung erfahren Sie in der Apotheke oder im Kräuterladen.

Zwiebelauflagen bei Ohrenschmerzen
Eine mittelgroße Zwiebel kleinhacken, in einer kleinen Pfanne leicht erwärmen – auf keinen Fall dürfen die Zwiebeln heiß sein, da das Trommelfell bei Überwärmung platzen könnte! Die Zwiebelstückchen in ein Stofftuch wickeln, das mit einem Stirnband auf dem schmerzenden Ohr fixiert wird.

Teebaumöl bei Halsentzündungen, Husten und Schnupfen
Bei Halsentzündungen sechs Tropfen Teebaumöl in ein Glas Wasser, damit zwei- bis dreimal täglich gurgeln. Bei Husten oder Schnupfen einige Tropfen des Öls auf ein Taschentuch träufeln, das nachts neben den Kopf gelegt wird.

Pflanzliche Mittel zur Infektabwehr
Sie können Echinacea, den Sonnenhut, zur Steigerung der Infektabwehr einsetzen. Mischpräparate wie Echtrosept N®, Toxiloges®, Meditonsin® und Contramutan® steigern die Abwehr und werden auch zur Behandlung grippaler Infekte mit Beteiligung der oberen Luftwege angewendet. Sie sind in Apotheken ohne Rezept erhältlich. Fragen Sie Ihren Therapeuten oder Apotheker, welches Mittel für Sie geeignet ist.
In Absprache mit Ihrem Therapeuten können Sie homöopathische Arzneimittel anwenden, um die Einnahme von jenen Medikamenten zu vermeiden, die möglicherweise unnötig stark in Ihren Organismus eingreifen.

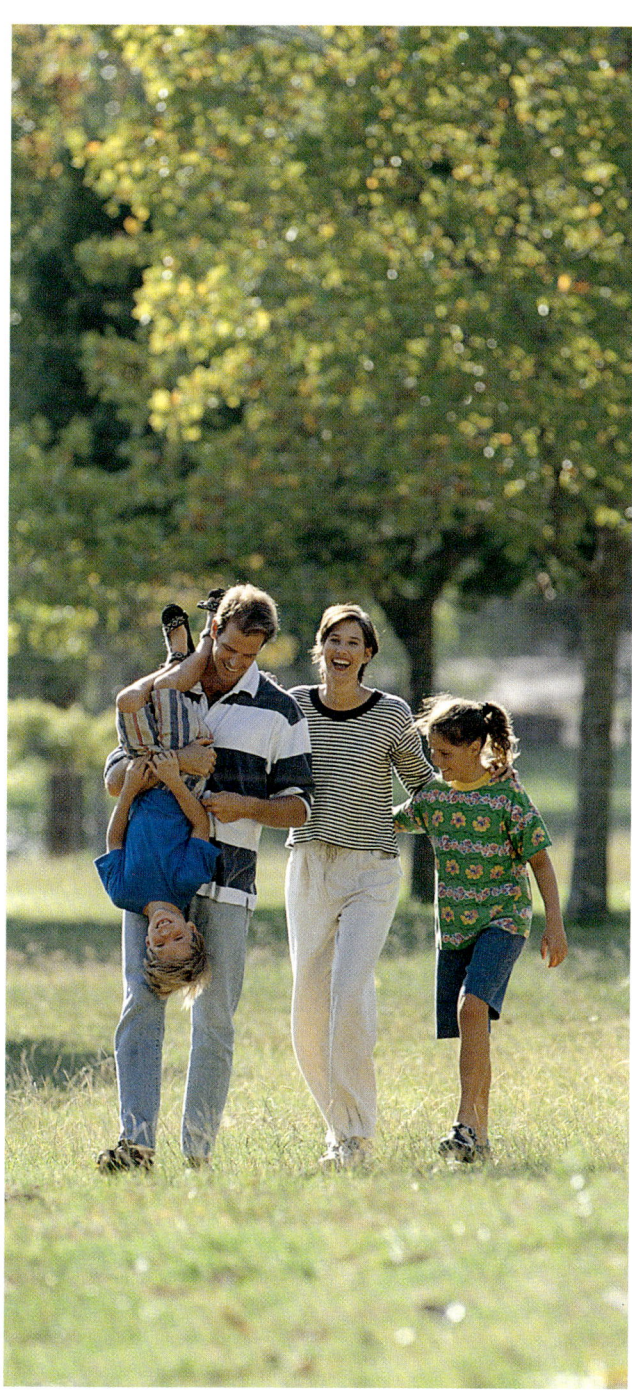

Freuen Sie sich über jeden Tag, machen Sie das Beste daraus. Lachen und spielen Sie mit Ihren Kindern, genießen Sie die Sonne, öffnen Sie Augen und Herz – so tanken Sie Gesundheit.

Verlieren Sie nicht den Mut!

Hilfe annehmen

Sollten Sie sich nach Lektüre dieses Buches fühlen, als stünden Sie vor einem unüberwindbaren Gebirge, tun Sie es den Bergsteigern bei einer Expedition gleich: Planen Sie mit Bedacht, wählen Sie eine für Sie gangbare Route, lassen Sie sich beim Tragen helfen. Gehen Sie Schritt für Schritt.

Blicken Sie auch zurück

Lassen Sie Ihrem Körper und Ihrer Seele Zeit, sich auf Ihre Ziele ein- und umzustellen. Schauen Sie nicht nur auf den noch fernen Gipfel, sondern auch einmal hinter sich: Sie erkennen, was Sie schon alles geschafft haben. Es sind gerade die Blicke zurück, die Kraft spenden, die uns bestätigen, den richtigen Weg gewählt zu haben. Auch wenn das Ziel noch nicht greifbar ist – es rückt doch beharrlich näher.

Freuen Sie sich über jeden Tag

Allein Ihr Wille, selbst bei Ihrer Gesundung mit anzupacken und sich für natürliche Heilweisen zu interessieren, ist ein Riesenschritt – wenn nicht sogar ein wesentlicher Teil des Weges. Lassen Sie sich nicht jagen, gehen Sie Ihren eigenen Weg, Ihren Lebensweg. Freuen Sie sich über jeden Tag und machen Sie das Beste aus ihm – er ist einzigartig und kommt nie wieder. Versuchen Sie, die schönen Dinge unserer Welt zu sehen und verlieren Sie sich nicht in Sorgen. Ich möchte mit einem Zitat von Yehudi Menuhin schließen:

»Das vollkommene Glück ist nicht nur ein Gefühl oder ein Zustand, den wir in der Zukunft erreichen wollen. Es ist vielmehr die Vorstellung von einer Harmonie, die tief in uns selbst lebt und die wir schon im Mutterleib erfahren haben. Dieses im Innern lebendige Ideal der absoluten Ausgewogenheit mit dem Fluß der Ereignisse des täglichen Lebens in Einklang zu bringen, ist das Grundproblem des menschlichen Lebens.«

Zum Nachschlagen

Bitte um Mithilfe

Absender:

Liebe Großeltern, Tanten und Onkel,
Liebe Tagesmutter, lieber Betreuer,
Sehr geehrte Lehrkräfte,

Leider leidet _____
derzeit an einer Erkrankung, die es nicht erlaubt,
die bisherigen Ernährungsgewohnheiten beizubehalten. Das Kind soll so schnell wie möglich geheilt
werden; dazu muß die zur Zeit stattfindende
Aufbaubehandlung erfolgreich sein. Die Mithilfe
aller an der Erziehung und Betreuung des Kindes
Beteiligten ist von großer Bedeutung – wir wollen
alle an einem Strang ziehen! Aus therapeutischen
Gründen muß der Genuß von Zucker, Weißmehl,
Honig, Süßigkeiten und Schokolade zur Zeit stark
eingeschränkt werden. Keine Sorge, das Kind wird
mit vollwertigen Nahrungsmitteln gut ernährt.
Weil eine Allergie besteht, müssen folgende
Lebensmittel gemieden werden:

_____
(bekannte Allergene sind hier einzutragen)

Aufmunternde Worte und Unterstützung stärken
den natürlichen Willen des Kindes, so bald wie
möglich wieder völlig gesund zu werden.
Falls es Rückfragen gibt, antworten wir/ich gerne.
Telefon tagsüber: _____ abends: _____

Mit freundlichen (herzlichen) Grüßen

Adressen, die weiterhelfen

Amalgam
Internationale Gesellschaft für ganzheitliche
 Zahnmedizin e. V., Seckenheimer Hauptstraße 111,
 68239 Mannheim
Arbeitskreis Naturheilverfahren und Homöopathie,
 Dr. med. Bernhard A. Weber,
 Uferstraße 4, 35037 Marburg

Elektro-Akupunktur
Internationale Medizinische Gesellschaft für Elektro-
 Akupunktur nach Voll e. V.,
 Im Brühl 20,
 66130 Saarbrücken-Brebach-Fechingen Stadt

Homöopathie
Bundesverband Patienten für Homöopathie e. V.,
 Burgstraße 20, 37181 Hardegesen

Selbsthilfegruppen
Arbeitsgemeinschaft allergiekrankes Kind,
 Nassauerstraße 32, 35745 Herborn

Deutscher Neurodermitiker Bund,
 Spaldingstraße 210,
 20097 Hamburg

Bundesverband Neurodermitiskranker in
 Deutschland e. V.,
 Oberstraße 171, 56154 Boppard

Arbeitskreis überaktives Kind e. V., Beratungsstelle:
 Dietrichstraße 9, 30159 Hannover

Verbände
Zentralverband der Ärzte für Naturheilverfahren,
    Promenadenplatz 1, 72250 Freudenstadt
    Der Zentralverband vermittelt auch Adressen von
    Ärzten in Österreich und der Schweiz.
Verein für anthroposophisches Heilwesen e.V. und
    Europäischer Verbraucherverband für Naturmedizin,
    Johannes-Kepler-Straße 56–58,
    75378 Bad Liebenzell
Förderverein Natur und Medizin e.V.,
    Am Michaelshof 6, 53177 Bonn
Zentrum zur Dokumentation für Naturheilverfahren
    (ZDN), Virchowstraße 50, 45147 Essen

Hilfe bei der Suche nach Adressen von Ärzten in Österreich und der Schweiz:
Gesellschaft für Biochemie nach Dr. Schüßler,
    Brucker Bundesstraße 31, A- 5700 Zell am See
Schweizer Gesellschaft für Erfahrungsmedizin,
    Postfach 969, CH- 3000 Bern 7
    Bitte legen Sie bei allen Anfragen einen frankierten
    Rückumschlag bei.

Laboratorien
Bakteriologisches Institut Dr. Peter, Dr. Samady,
    Falkestraße 1, 31785 Hameln

Dr. med. Dietmar Löbel, Facharzt für Laboratoriums-
    medizin, Facharzt für Mikrobiologie und
    Infektionsepidemiologie,
    Schillerstraße 17, 77654 Offenburg

Dr. med. Helga Hauss/Dr. rer. nat. Reinhard Hauss,
    Labormedizin, Kieler Straße 71, 24340 Eckernförde

Mykologisches Laboratorium, Universitäts-Hautklinik,
    Martinistraße 52, 20246 Hamburg

Labor L und S GmbH, Im Mangelsfeld 4,
    97708 Bad Bocklet

Förderverein Medizinische Ökologie, Hauptstraße 14,
    34308 Emstal

Bücher, die weiterhelfen

Calatin, Dr. A.: *Die Rotationsdiät.* Heyne-Verlag, München.

Collier, Dr. R.: *Wie neugeboren durch Darmreinigung.* Gräfe und Unzer Verlag, München.

Flade, Dr. S.: *Allergien natürlich behandeln, Neurodermitis natürlich behandeln.* Beide Titel Gräfe und Unzer Verlag, München.

Fodor, Dr. L.: *Praxis der Sauerstofftherapie.* Hippokrates Verlag, Stuttgart.

Greissing, H./Zillo, A.: *Neue Hoffnung – Zilgrei.* Mosaik Verlag, München.

Hoffmann, Dr. K.: *Rheuma heilt man anders.* Vier Flamingos Verlag, Rheine.

Kraske, Dr. E.-M.: *Säure-Basen-Balance.* Gräfe und Unzer Verlag, München.

Kuhlmann, Dr. D.: *Die Pilz-Invasion.* Bio-Medoc Verlag, Lürschau.

Oberlack, Helmut, *Tai Ji Quan.* Gräfe und Unzer Verlag, München.

Pfeiffer, Dr. A.: *Magen und Darm natürlich behandeln.* Gräfe und Unzer Verlag, München.

Prusko, S./Libal, L.: *Neurodermitis – Wegweiser zur entlastenden Ernährung.* Gräfe und Unzer Verlag, München.

Sharamon, S./Baginski, B.: *Das Wunder im Kern der Grapefruit.* Windpferd Verlag, Aitrang.

Stellmann, Dr. H. M.: *Kinderkrankheiten natürlich behandeln.* Gräfe und Unzer Verlag, München.

Stumpf, W.: *Der große GU Ratgeber Homöopathie.*
Gräfe und Unzer Verlag, München.

Vallentin, B.: *Fit Food® – Öko-Restaurants in Deutschland 1999/2000.* Fitfood® Verlag, München.

Trennkost-Titel:
Trennkost für Berufstätige,
Schnelle Trennkost,
Trennkost vegetarisch,
Unser Trennkost-Kochbuch Nr. 1,
Das große GU Trennkost-Buch.
Alle Titel Gräfe und Unzer Verlag, München.

Sachregister

Abführmittel 15, 16
Abwehrmechanismen 19
Abwehrsystem 60, 73
Abwehrzellen 7
Acesulfam 50
Aids 14, 16, 31, 71
Alkoholunverträglichkeit 30
Allergen 13, 32, 73, 79
Allergien 13, 20, 21, 27, 29, 30, 32, 33, 71, 75
Allergien, maskierte 13, 27
Amalgam 30, 39, 65, 70
Amphotericin B 44
Anamnese 32
Ansteckung 17
Antibiotika 7, 16, 24, 31, 32, 41, 65, 70, 85
Antigen 13
Anti-Pilz-Diät 37, 42-48, 57, 67ff., 71
Aphten 21
Anti-Rutsch-Matte 84
Aromastoffe 12
Arzneimittelfolgen 15
Aspartam 50, 66
Asthma bronchiale 21, 27, 31, 46, 70
Aufstoßen, saures 15
Azole 45

Babypflege 82
Bauchschmerzen 23
Behandlungsablauf 42
Bestrahlungen 15, 16
Bifidobakterien 58
Bioresonanztherapie 33, 35
Blähungen 22, 23, 25, 30, 31

Bluttest 33
Blutuntersuchung 29, 34
Blutzucker 14
Blutzuckerkrankheit 14
Borax 61
Brusthygiene beim Stillen 81
Brustwickel 85

Candida albicans 5
Candida-Albicans-Allergie 70
Chemotherapeutika 16
chronische Infekte 22, 24
Colitis 14
Cyclamat 50, 66

Darmflora 5, 6, 12, 13, 15, 39, 43, 46, 47, 58, 64, 49, 71
Darmspülungen 15, 16, 62, 64
Darmträgheit 16
Depression 21, 22, 24, 41
Desinfektionsmittel 16
Diabetes mellitus 70
Diät-Fehler 52, 68
Diätformen, kohlenhydratreiche 16
Divertikulose 14
Durchfall 21, 25, 31

Echinacea 61, 86
Ekzem, nässendes 20, 25
Elektro-Akupunktur 33, 35
Elektrosmog 16
Entgiftung 61, 65
Ernährung, vollwertige 47, 73
Eß-Brech-Sucht 15, 41

Furunkel 14
Fuselalkohole 5, 22

Gebärmutter 19
Geburtskanal 17
Gehörgang 37
Gelenkschmerzen 21, 22, 24, 27, 30
Geschlechtsorgane 6, 24, 26
Gummi-Matten 84

Haarausfall 21, 27, 30
Haarpflege 83
hämatogene Oxydationstherapie 85
Hauttest 33
Heilerde 58, 62
Hepatitis 14
Herxheimer-Reaktion 45
Homöopathie 61
Hormone 7, 16, 31
Hormonproduktion 26
Hygiene 13, 73, 80, 84

Immunglobuline 35
Immunsuppressiva 16
Immunsystem 6, 7, 9, 12, 15, 16, 71

Joghurt 12
Juckreiz 13, 17, 21, 24, 25, 26, 30

Kaiserschnitt 6
Kanne-Brottrunk 60
Kefir 5, 50, 56
Kinderspielzeug 5
Kneippsche Anwendungen 62
Kolik 25
Konservierungsmittel 12, 47

Kontrolluntersuchungen 42, 64
Konzentrationsmangel 13, 21
Kopfschmerzen 13, 21, 23, 30, 45
Kortison 16, 31, 32, 41, 65
Krankengeschichte 29, 32
Krebs 14, 16, 31, 65
Kreuzallergie 96

Laboruntersuchungen 29
Lactobazillen 58, 59
Lapacho-Tee 43, 48, 50, 52, 60
Leberbeschwerden 16, 21
Leberwickel 62

Magen-Darm-Geschwür 30
Magensäure 7, 15
Magenschleimhautentzündung 21
Magenschmerzen 15
Magersucht 15, 41
Mannit 52
maskierte Allergien 13, 27
Mate-Tee 43, 48, 50, 52, 61, 67
Migräne 21, 30, 76
Milchsäurebakterien 59
Milchzucker 43, 50, 53
Mineralstoffe 20, 67
Mineralstoffmangel 20, 27, 30
Monatshygiene 81
Morbus Crohn 14
Müdigkeit, chronische 12, 13, 21, 22, 24, 30
Mundflora 15, 82
Muskelschmerzen 27

Sachregister

Muttermilch 6
Mykosen 7

Nabel 19, 23, 80
Nägel 19, 23, 25, 30, 37, 43, 44, 76
Nagelbürsten 5, 81
Nahrungsmittelallergie 33, 63, 79
Nahrungsmittelkombinationen 57
Nasennebenhöhlen 30
nässendes Ekzem 20, 25
Nervenschmerzen 22, 24, 27
Neurodermitis 21, 22, 27, 31, 32, 46, 75
Nickel 13, 65, 79
Nikotin 10, 12, 31, 38
Nystatin 44, 61, 64, 67, 68

Ohrenschmerzen 24, 25, 86
Öltherapie 62
Organmykosen 9, 43

Parodontose 12, 76
pH-Test 76, 77
Pille 7, 10, 65
Pilzgifte 5, 21, 27
Ping-Pong-Effekt 17
Planschbecken 18
Prostata 17, 19
Provokationstest 70

Pseudo-Allergie 14
Psoriasis 27, 30

Rheuma 31, 32, 75
Roemheld-Syndrom 25

Saccharin 50, 66
Saccharomyces boulardii 58
Sauerstoff-Langzeit-Inhalationstherapie 84
Sauerstoff-Mehrschritt-Therapie 84
Sauerstofftherapie 84
Säure-Basen-Haushalt 67, 73, 75, 79
Säureschutzmantel 6, 12
Säureschwankungen 7
Scheide 17, 19
Scheidenausfluß 21, 26
Scheidenflora 7, 59
Scheidenmilieu 81
Schlafstörungen 12, 21, 30
Schnuller 5, 17, 62
Schuppenflechte 27
Schutzmechanismen 6
Schweißausbrüche 21

Schwimmbad 18
seelische Erkrankungen 15
seelische Notsituationen 12, 15
Sexualpartner 17
Sexualstörungen 21
sexuelle Unlust 22, 26
Shiitake 50
Sonnenhut 86
Sorbit 52, 66
Speichel 11
Spirulina-Alge 59
Streß 9, 11, 31, 65
Stuhluntersuchungen 29, 33, 34, 65
Sucht 15
Sulfur 61
Süßstoffe 50, 52, 66

Tannolact 45
Teebaumöl 45, 86
Teststreifen 77
Therapiefolgen 15
Thuja 61
Toxine 22, 67
Transportgefäße 43
Trennkost 55-57, 73

Umweltverschmutzung 16
Urin-pH-Test 76

Vaginalhygiene 81
Verdauungskrankheiten 14

Verstopfung 21, 25
Vitaminhaushalt 37
Vitaminmangel 37
Vollwertkost 73
Vorbereitungswoche 42
Vorsteherdrüse 17, 19

Wadenwickel 85
Wäschepflege 83
Weglaß-Diät 33
Windelbereich 17, 19, 32

Xylit 52, 66

Zahnbürsten 5, 81, 82
Zähne 12, 19, 39
Zahnfleischrückgang 21, 65
Zahnfüllungen 12
Zahnkaries 21, 27, 76
Zahnpflege 82
Zahnprothesen 27, 30, 82
Zahnspangen 82
Zahnstein 82
Zellsprossung 5
Zigarettenrauch 12
Zöliakie 14, 31
Zuckerkrankheit 31
Zwerchfellwölbung 25
Zwiebelauflagen 86

Wichtiger Hinweis

In diesem GU Ratgeber sind durch Hefepilze verursachte Krankheitserscheinungen und deren Therapie dargestellt; einige der vorgestellten Maßnahmen weichen von der gängigen medizinischen Lehrmeinung ab. Zur Behandlung muß stets ein Arzt oder ein erfahrener Heilpraktiker hinzugezogen werden. Alle Therapiemaßnahmen müssen immer mit dem Therapeuten abgesprochen werden. Sorgfältig zu beachten sind die Hinweise im Text, die auf die Notwendigkeit ärztlicher Untersuchung und Behandlung aufmerksam machen.

Zur Autorin

Dr. med. Eva-Maria Kraske ist Ärztin für Allgemeinmedizin und für Naturheilverfahren mit eigener Praxis in Hameln. Sie hat sich spezialisiert auf die natürliche Behandlung von Darmpilzen.

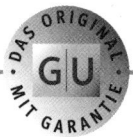

Das Original mit Garantie

Ihre Meinung ist uns wichtig.
Deshalb möchten wir Ihre Kritik, gerne aber auch Ihr Lob erfahren. Um als führender Ratgeberverlag für Sie noch besser zu werden. Darum: Schreiben Sie uns! Wir freuen uns auf Ihre Post und wünschen Ihnen viel Spaß mit Ihrem GU-Ratgeber.

Unsere Garantie: Sollte ein GU-Ratgeber einmal einen Fehler enthalten, schicken Sie uns das Buch mit einem kleinen Hinweis und der Quittung innerhalb von sechs Monaten nach dem Kauf zurück. Wir tauschen Ihnen den GU-Ratgeber gegen einen anderen zum gleichen oder ähnlichen Thema um.

Ihr Gräfe und Unzer Verlag
Redaktion Gesundheit
Postfach 86 03 25
81630 München
Fax: 089/41981-113
e-mail: leserservice@graefe-und-unzer.de

© 2001 Gräfe und Unzer Verlag GmbH, München.
Aktualisierte Neuausgabe von *Candida*. Gräfe und Unzer Verlag GmbH 1997.
ISBN 3-7742-3538-4
Alle Rechte vorbehalten. Nachdruck, auch auszugsweise, sowie Verbreitung durch Film, Funk, Fernsehen und Internet, durch fotomechanische Wiedergabe, Tonträger und Datenverarbeitungssysteme jeder Art nur mit schriftlicher Genehmigung des Verlages.

Redaktionsleitung: Doris Birk
Redaktion: Doris Schimmelpfennig-Funke
Lektorat: Dr. Maren Killmann/Bettina Koch
Innenlayout: Heinz Kraxenberger
Umschlaggestaltung: Independent Medien-Design
Grafik: Detlef Seidensticker
Produktion: Eva Hehemann
Herstellung: Johannes Kojer
Druck und Bindung: Druckerei Auer

ISBN 3-7742-5013-8

Auflage 3. 2.
Jahr   03 02

Ein Unternehmen der
GANSKE VERLAGSGRUPPE

Bildnachweis:
Fa. Ardeipharm: Seite 29
Barbara Bonisolli: Seite 36, 78
Franz Faltermeier: Seite 84
FOCUS Science Photo Library: Seite 28
Fotostudio Manfred Jahreiß: U1
Image Life/Bavaria: Seite 17; Infostelle Vital durch Entsäuerung: Seite 75, 77
Jump/Kristiane Vey: U4
Gudrun Kaiser: Seite 40; Kraxenberger: Seite 86; Mike Masoni: Seite 26
Mauritius: Seite 12/AGE Kat: Seite 5/Hubatka: Seite 14/Dr. J. Müller: Seite 71/Poehlmann: Seite 8/Rosenfeld: Seite 66/J. Silverberg: Seite 39
S. Reinichs: Seite 23
Thomas v. Salomon: Seite 62, 85
Christophe Schneider: Seite 4,
Reiner Schmitz: U2, Seite 45, 49, 52, 63, 80; Kai Stiepel: Fotostudio Schmitz: Seite 5
Tony Stone/Roger Ellis: Seite 87/Jon Riley: Seite 34
TCL/Bavaria: Seite 72
Techniker Krankenkasse: Seite 33
Christian Teubner: Seite 74
Georg M. Wunsch: Seite 48, 51, 54